임플란트
사용설명서

Implant Instruction Manual

임플란트 사용설명서

현진호 지음

좋은땅

CONTENTS

- 임플란트와 치아 - Implant, 왜 필요한가요? ⋯⋯⋯⋯⋯⋯ 5
- 임플란트의 대체재, 브릿지와 틀니의 장단점 ⋯⋯⋯⋯⋯⋯ 17
- 임플란트의 구조, 구성요소를 알아봅시다 ⋯⋯⋯⋯⋯⋯ 25
- 임플란트 수술 과정 자세히 알아보기 ⋯⋯⋯⋯⋯⋯ 37
- 무절개임플란트에 관하여 ⋯⋯⋯⋯⋯⋯ 45
- 임플란트 치료기간 알아보기 ⋯⋯⋯⋯⋯⋯ 53
- 임플란트 수술 방법들에 대해 알아보기 ⋯⋯⋯⋯⋯⋯ 65
- 임플란트 수술 중·후 통증 알아보기 ⋯⋯⋯⋯⋯⋯ 77
- 임플란트의 수명과 유지·관리 방법 ⋯⋯⋯⋯⋯⋯ 83
- 임플란트가 흔들려요! 보철물, 픽스처의 빠짐·흔들림 정리 ⋯⋯⋯⋯⋯⋯ 89
- 치아가 없을 때 적절한 임플란트의 개수는? - 어금니 ⋯⋯⋯⋯⋯⋯ 99
- 치아가 없을 때 적절한 임플란트의 개수는? - 전치부(앞니) ⋯⋯⋯⋯⋯⋯ 105
- 치아가 1개도 없을 때 전체 임플란트를 몇 개 심어야 하나요? ⋯⋯⋯⋯⋯⋯ 113

임플란트와 치아
- Implant,
왜 필요한가요?

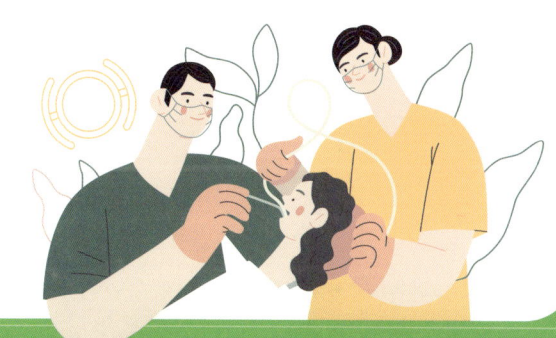

이제는 입안에 임플란트를 가지고 있는 사람이 정말 많습니다. 아마 저희 부모님 나이 대 이상(60대 후반)의 분들에게 임플란트를 해 본 적이 있는지 물어보시면 대부분이 그렇다고 답할 것입니다.

참고로 저희 치과 직원들은 2~30대 여자들로 구성되어 있는데 9명 중 3명이 임플란트 경험이 있습니다. 전 세계적으로 많은 분들이 오래전부터 최근까지 임플란트 수술을 해 왔습니다. 이 말인즉 이제 임플란트에 대한 예후 검증은 끝났다고 봐야지요.

의학의 발전으로 사람의 기대수명은 지속적으로 늘어나고 있습니다. 우리의 치아는 옛날과 달라진 게 거의 없는데 수명이 급속도로 늘어나면서 사람의 수명보다 치아의 수명이 먼저 끝나는 일이 생겨 버립니다. 호랑이 담배 피우던 시절에는 사람보다 치아가 더 튼튼해서 대부분 죽을 때까지 치아를 가지고 갔을 것 같은데 현재는 그러기가 힘들죠. 우리의 수명이 다하기 전에 치아의 수명이 먼저 다할 것이고 그때 임플란트가 필요하게 됩니다. 따라서 우리들 대부분은 언젠가 임플란트를 하게 될 운명입니다. 이 글을 보시는 분 중 이미 임플란트를 하신 분도 계실 것이고, 안 하셨다면 언젠가는 하게 될 것입니다.

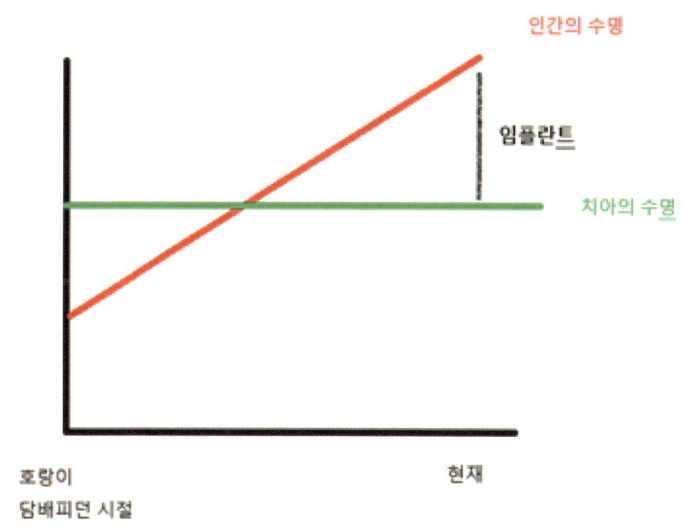

그런데 치과에서 환자분들의 얘기를 듣다 보면 특이한 상황을 겪을 때가 있습니다. 입안 어디에서도 임플란트를 찾을 수가 없는데 임플란트가 아프다고 하시는 분이 계십니다. 반대로 임플란트가 있는데 "난 임플란트한 적 없어. 전부 내 치아야"라고 하시는 분도 계십니다. 우선 임플란트가 무엇인지에 대해 정확히 알고 계셔야 할 것 같습니다.

네이버 사전에 따르면 없어진 치아를 대체하기 위해 인공치아를 이식하는 것을 임플란트라고 합니다. 가끔씩 크라운을 한 치아 또는 신경 치료 후 포스트(기둥) 치료를 한 치아를 임플란트라고 생각하시는 분들이 계신데 살아 있는 내 치아에다가 하는 치료는 임플란트가 아닙니다.

우리가 가지고 태어나는 치아는 튼튼한 머리와 뿌리가 있어서 씹는 기능을 할 수 있습니다. 임플란트는 이러한 치아의 형태를 최대한 모방하여 뿌리와 머리의 구조를 가지게 만들어졌습니다.

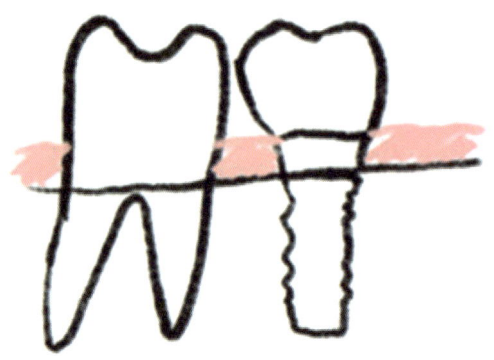

이렇게 옆에 놓고 비교해 보면 자연적인 치아와 인공 임플란트의 근본적인 형태가 같음을 알 수 있습니다. 치아가 상실된 곳에 치아와 닮은 인공치아를 이식하는 것, 이것이 바로 임플란트입니다.

이러한 임플란트는 왜 필요할까요? 이 질문은 구체적으로 보면 2가지로 나눠 볼 수 있습니다.

1. **치아를 뽑은 자리는 꼭 다시 채워줘야 하는가**
2. **빈자리를 채우는 것이 꼭 임플란트여야 하는가**

우선 치아를 뽑은 부위를 꼭 다시 채워 줘야 되는지 알아보려면 치아를 뽑은 후 그대로 뒀을 경우 생기는 일들을 생각해 보면 됩니다.

첫 번째로 치아는 계속해서 솟아오르려는 경향이 있는데 맞은편 치아가 없으면 지속적으로 정출됩니다.

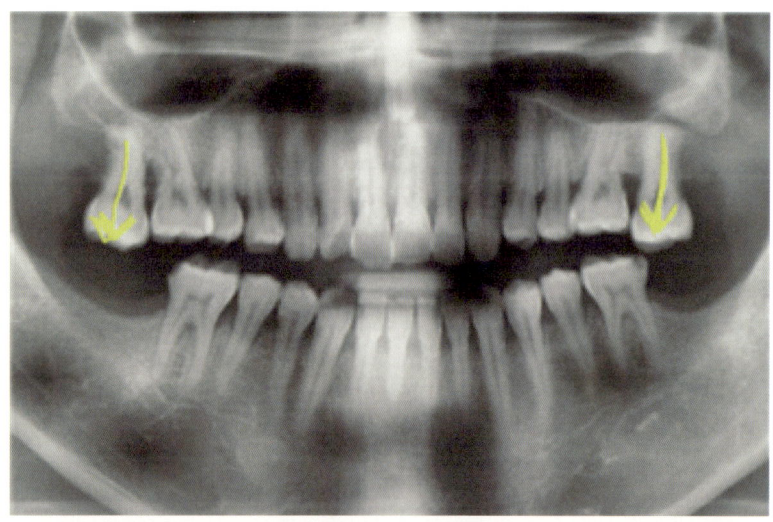

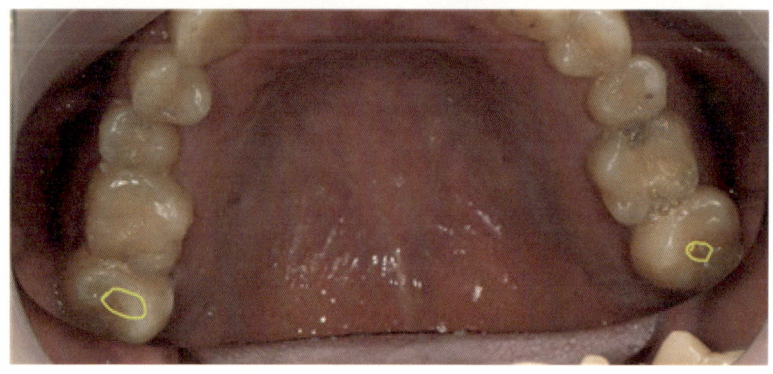

맞은편 치아가 많이 정출된 경우에는 임플란트를 할 때 임플란트 크라운을 만들 공간이 부족합니다.

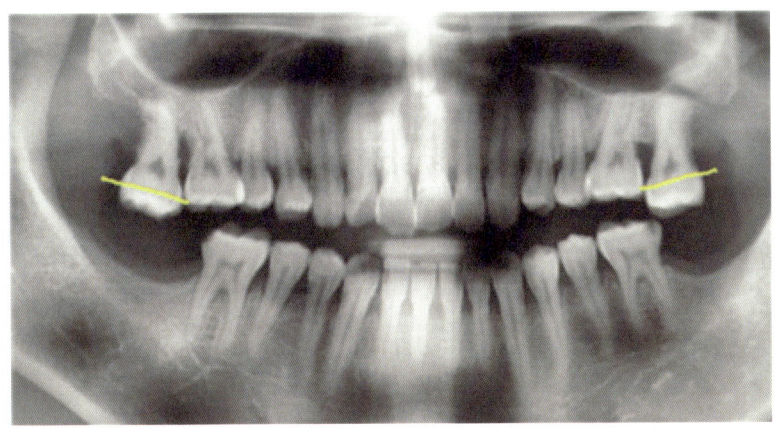

그래서 임플란트를 할 때 위 사진과 같이 튀어나온 치아 부위를 깎아줘야 합니다. 맞은편 치아를 깎는 경우, 튀어나온 정도에 따라 치료는 3가지로 나뉩니다.

- 1mm 이하 튀어나온 경우: 그냥 치아 깎고 아무 조치 안 함(이 정도 치아 깎는 걸로는 별 증상 없습니다)
- 1mm 이상 튀어나온 경우: 신경 치료와 함께 크라운 치료(치아를 많이 깎고 아무 조치 안 하면 엄청 시립니다)
- 3mm 이상 튀어나왔고 치아 주변뼈도 얼마 안 남은 경우: 발치

이 사진 case에서는 발치 부위 맞은편 치아가 너무 정출되고 치아 주변

뼈도 얼마 안 남았기 때문에 발치하고 임플란트를 하였습니다. 만약 아래치아를 발치하고 빨리 빈 공간을 채워 줬다면 위턱 치아까지 치료할 필요는 없었겠죠.

두 번째로 발치한 곳 주변 치아들이 기울어집니다.

치아가 기울어질 때는 특징이 있는데 앞으로만 쓰러지고 뒤로는 쓰러지지 않는다는 것입니다. 치아는 평생 동안 가운데로 모이는 방향으로 조금씩 움직입니다.

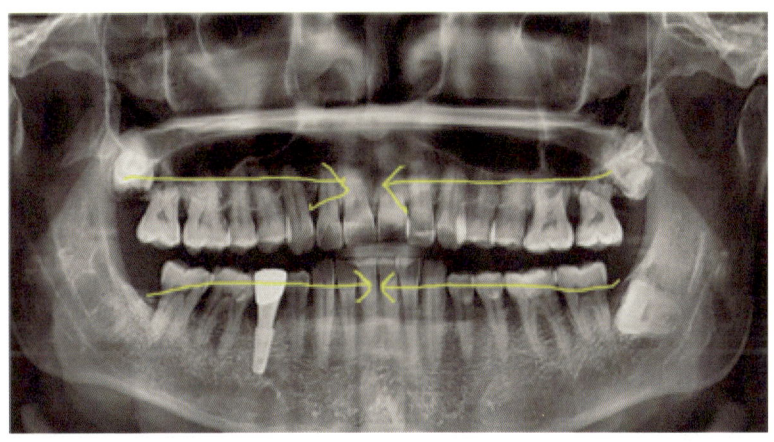

이렇게 치아들이 앞으로 이동하는 이유는 턱관절, 턱 주변 근육이 작용하는 힘의 방향 때문입니다. 세월이 흐르면 치아의 옆면은 조금씩 마모가 되는데(씹는 면뿐만 아니라 옆면도 마모됩니다) 치아들이 앞으로 움직이면서 마모되어 생긴 빈틈을 메꿔 줍니다. 맨 뒤 치아가 발치된 경우에는 남은 치아들이 앞으로 쓰러질 일이 없지만 중간 치아를 발치한 경우에는 뒤 치아들의 기울어짐과 맞은편 치아의 정출이 동시에 일어납니다.

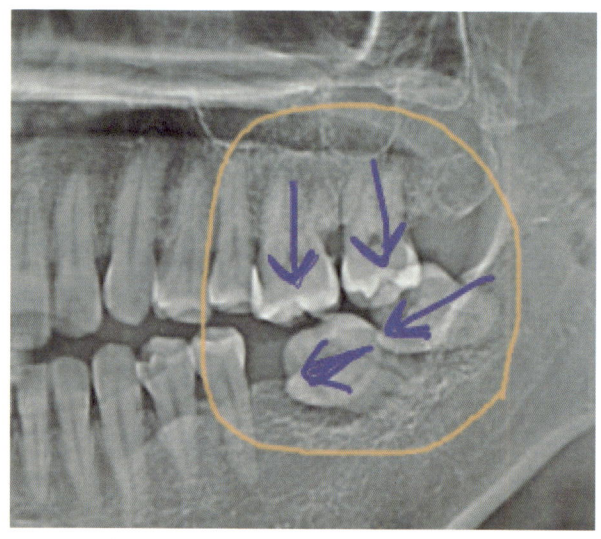

이 환자분의 경우 정출된 위턱 어금니들은 신경 치료, 크라운을 하였고 쓰러진 아래턱 어금니들은 발치, 임플란트를 하였습니다.

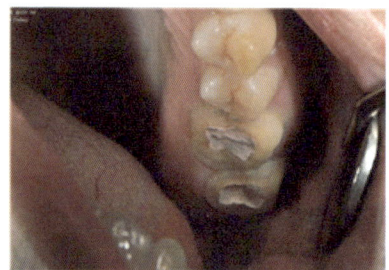 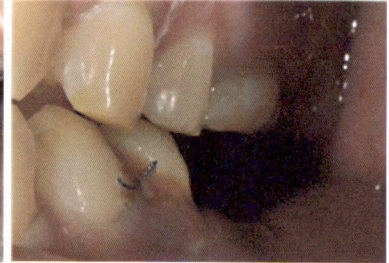

위턱 치아의 정출된 부위를 깎고 나니 아래턱 치아머리 공간이 생겼네요.

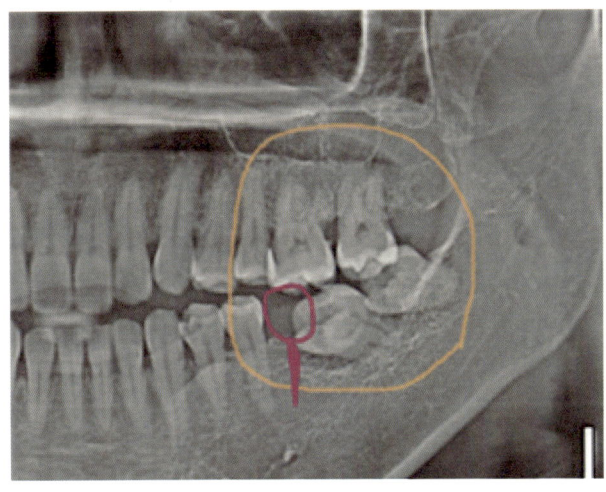

만약 발치 후 바로 빈 공간을 채우는 치료를 해 줬다면 이와 같은 부가적인 임플란트, 신경 치료는 필요하지 않았을 것입니다.

세 번째로 치아를 발치하면 그 부위의 잇몸뼈가 쪼그라듭니다.

치아를 빼고 나면 그 치아를 둘러싸고 있던 치아 주위뼈가 흡수됩니다.

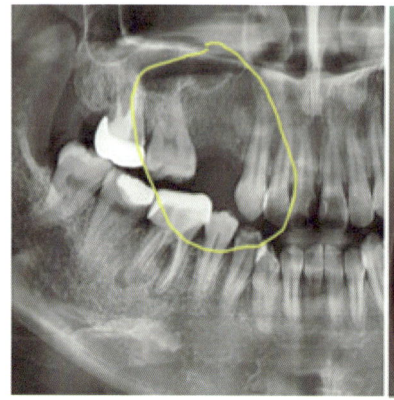
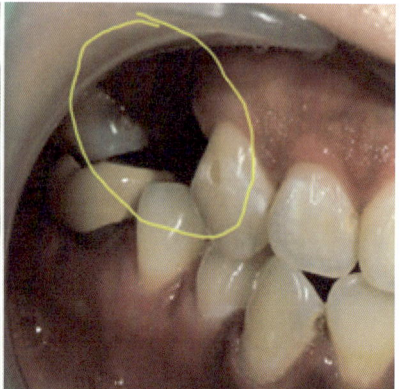

이 환자분은 20대 여성분이신데 작은 어금니 2개를 뽑고 오랫동안 놔둬서 뼈가 많이 녹았습니다. 치아 주위뼈가 녹을 때는 일정한 패턴이 있는데 뼈의 높이가 낮아지고 폭이 좁아지며 뺨 쪽이 더 많이 녹는다는 것입니다. 이렇게 뼈가 다 녹아 버린 후에 임플란트를 심으려면 뼈이식을 많이 해야 되는데 의료진도 힘들고 환자분도 힘들고 치료비도 많이 들어갑니다.

치아를 뽑고 나서 진행되던 뼈흡수는 임플란트를 심고 나면 멈추게 되는데 씹는 힘이 잇몸뼈에 전달되기 때문입니다. 운동하면 근육이 생성되고 운동을 오래 쉬면 근손실이 일어나는 것과 비슷하게 보면 됩니다.

간단하게 정리하면,

① 치아가 없어지면 맞은편 치아가 정출됨
② 치아가 없어지면 뒤 치아들이 앞으로 기울어짐

③ 발치한 부위의 잇몸뼈는 지속해서 쪼그라듦
④ 치아가 없어지면 주변 치아들이 더 많은 일을 해야 함

  그러면 두 번째 질문으로 가서 치아가 없어졌을 때 대체하는 것이 꼭 임플란트여야 할까요? 발치한 부위에 치아를 채워 넣는 방법에는 크게 3가지가 있습니다. 임플란트, 브릿지, 틀니입니다. 임플란트가 상용화되기 이전 과거에는(진짜진짜진짜 대충 설명하면) 치아가 적게 없으면 브릿지, 많이 없으면 틀니 이렇게 나눠서 치료했습니다.
  하지만 임플란트가 상용화되고 치료비용도 점점 저렴해지면서 브릿지와 틀니를 하는 비율은 굉장히 낮아졌죠. 하지만 어쩔 수 없이 임플란트 대신에 브릿지, 틀니를 해야 하는 상황이 생깁니다. 임플란트, 브릿지, 틀니 비교는 다음 장에서 자세하게 다뤄 보겠습니다.

임플란트의 대체재, 브릿지와 틀니의 장단점

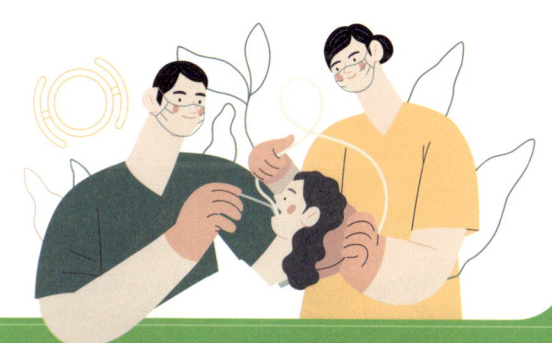

치아가 빠졌을 때 임플란트 말고 다른 대체재는 무엇이 있을까요?

우선 브릿지가 있습니다.

브릿지는 서로 떨어져 있는 것을 이어 주는 가교를 뜻하는데, 치과에서도 비슷한 의미로 사용됩니다. 치아를 뽑게 되었을 때 양옆 치아를 다리처럼 연결해서 빈 공간을 채워 주는 보철물을 말합니다.

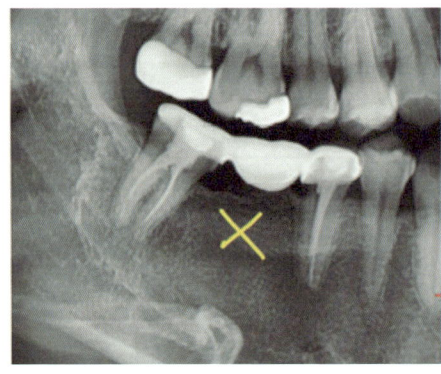
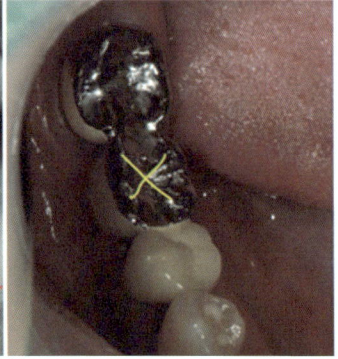

위 사진은 큰어금니 1개가 없어졌을 때(X표시) 양옆의 치아를 깎아서 연결한 브릿지 보철입니다. 이러한 브릿지 치료의 목적은 양옆 치아를 이용해 발치한 부위에 떠 있는 가짜치아를 만드는 것입니다.

2~30년 전만 해도 1, 2개의 치아가 없어질 경우 이러한 브릿지 보철로 치료하는 게 정석이었는데 임플란트가 상용화되면서 브릿지 치료는 거의 사라지게 되었습니다.

하지만 아직도 브릿지 치료가 임플란트보다 좋은 점들이 있습니다.

1. 브릿지의 장점

첫째, 임플란트 수술이 너무나도 무서운 분들, 혹은 전신질환으로 인해 수술이 불가한 분들에게 브릿지 치료는 좋은 대안이 됩니다.

둘째, 치아를 깎은 후 보철물을 만들어서 씌우면 끝이기 때문에 치료기간이 임플란트에 비해 매우 짧습니다.

셋째, 앞니 잇몸뼈가 치주염으로 폭탄 맞은 듯 녹은 경우 임플란트보다 브릿지 치료를 했을 때 더 쉽고 빠르게 심미성을 회복할 수 있습니다.

한편, 브릿지 치료의 단점들은 다음과 같습니다.

2. 브릿지의 단점

첫째, 양옆의 멀쩡한 생니를 깎아야 합니다.

앞에서 설명드린 것처럼 브릿지는 없어진 치아 부위의 양옆 치아를 깎아서 가짜치아를 만듭니다. 양옆 치아가 원래 크라운이 필요한 치아였다면 상관없겠지만 그렇지 않다면 멀쩡한 생니를 깎게 됩니다.

둘째, 남은 치아들이 무리하게 됩니다.

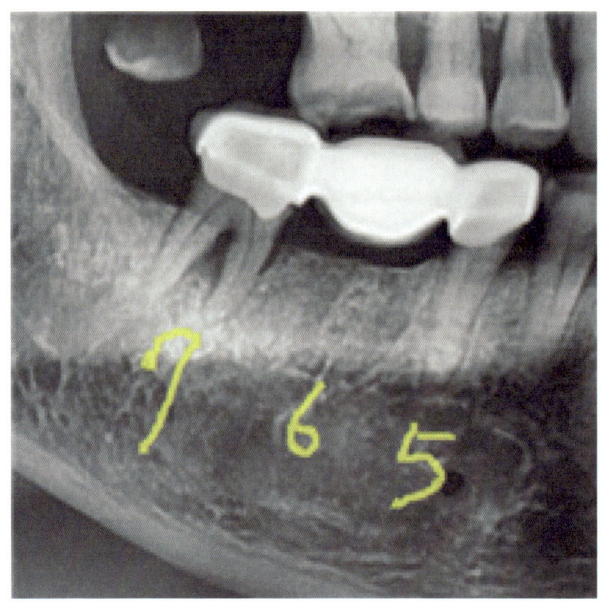

이 사진을 보면 6번 치아가 없어지면서 양옆 5, 7번 치아에 브릿지 보철을 했습니다. 치료 전에는 5, 6, 7번 3개의 치아가 나눠 받던 힘을 브릿지

치료 후에는 5, 7번 2개의 치아가 버텨 내야 합니다. 그러다 보니 뒤쪽에 있는 7번 치아가 먼저 탈이 났습니다. (보통 브릿지를 하면 뒤쪽 치아가 힘을 더 받기 때문에 먼저 탈이 납니다)

직원이 3명인 공장에서 1명이 퇴사했는데 사장님이 추가직원을 구해주지 않고 이전과 똑같은 업무량을 2명에게 시킨다면 남은 2명 중 더 일을 많이 하는 직원이 있을 거고, 그 직원이 먼저 탈출하겠죠.

이게 수많은 브릿지 치료의 최후입니다. (임플란트는 1명이 퇴사했을 때 인조인간 1명을 데려오는 것과 같습니다)

셋째, 브릿지는 운명공동체입니다.

유비, 관우, 장비가 도원결의를 통해 죽을 때 함께 죽기로 했듯이 브릿지도 1개의 치아가 탈이 나면 몽땅 뜯어야 합니다.

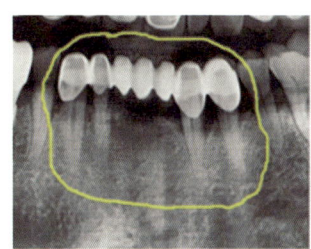 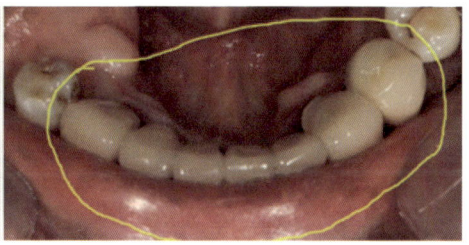

이 사진은 3개의 아래앞니를 발치하고 양옆 4개의 치아를 깎아서 총 7개의 치아머리를 묶은 브릿지 보철물입니다. 만약 저 아래앞니들 중 1개만 탈이 나도 운명공동체인 브릿지 보철물을 모두 뜯어내야 합니다.

이 단점들은 임플란트로 바꿀 경우 모두 해결되는 문제들이기에 브릿지 치료를 하는 사례는 과거에 비해 매우 줄었습니다.

임플란트의 두 번째 대체재로는 틀니가 있습니다. 틀니는 치아가 1개도 없을 때 사용되는 완전틀니와 치아가 남아 있을 때 치아에 걸어서 쓰는 부분틀니로 나눌 수 있는데 여기서는 틀니로 통칭해서 쓰겠습니다.

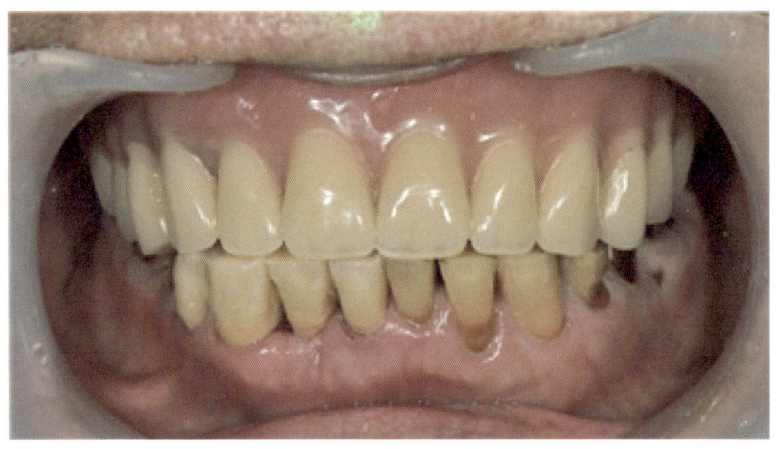

3. 틀니의 장점

첫째, 비용이 저렴합니다.

보험 적용이 될 경우 완전틀니와 전체 임플란트를 비교해 보면 비용이 10배 가까이 차이가 납니다. 그래서 치아가 1개도 없는 환자분들의 경우 위턱에는 전체틀니, 아래턱에는 전체 임플란트를 하는 경우도 종종 있습니다.

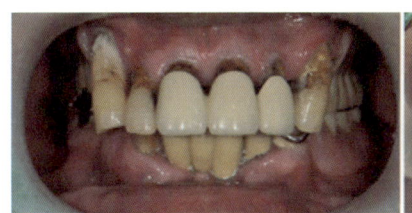 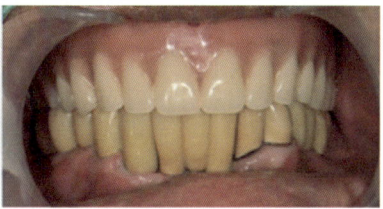

위턱 전체틀니, 아래턱 전체 임플란트 치료사진
(왼쪽이 치료 전, 오른쪽이 치료 후)

둘째, 전신질환에 상관없이 시술 가능합니다.

임플란트 수술이 불가능한 전신질환이 있는 경우에도 틀니는 가능합니다.

4. 틀니의 단점

앞서 말한 2가지 이유 이외에 거의 모든 점에서 틀니는 임플란트보다 안 좋습니다.

일단 불편합니다. 적응하면 그나마 덜 불편해지긴 하는데 적응하기까지 시간이 오래 걸립니다. 그리고 틀니는 맞춤정장처럼 현재 잇몸에 딱 맞게 본떠서 제작되는데 치아가 없는 잇몸은 계속해서 모양이 변합니다. 오랜 기간을 거쳐서 이제 좀 틀니에 적응됐다 싶으면 잇몸이 변해서 안 맞는 틀니가 되는 것입니다. (맞춤정장 만든 후에 체중이 변한 경우를 생각해 보세요)

우리나라 최고의 틀니 전문가들이 모인 서울대학교 보철과에서도 불편한 틀니로 인한 고성과 다툼이 흔하니 더 말할 필요가 없죠. 장모님께 틀니를 해 드린 이후로 장모님 얼굴을 볼 수가 없다, 틀니 진료 중 환자분이 '이거 사람 쓰라고 만든 거냐'며 틀니를 던져 얼굴에 맞았다 등등 틀니에 관한 치과의사들의 유명일화는 정말 많습니다.

이런 어려움들 때문에 요새는 틀니를 아예 안 하는 치과들도 많아지고 있죠.

그 외에 틀니의 단점으로는, 다음과 같은 것이 있습니다.

- 부분틀니의 경우는 틀니를 거는 치아가 금방 망가지는 점
- 틀니 관리가 어렵고 귀찮은 점
- 틀니를 꼈다 뺐다 하는 과정에서 떨어트려서 박살나기도 하는 점

요약하자면 수술이 불가능한 경우, 비용이 부담되는 경우를 제외하면 틀니보다 임플란트가 무조건 좋습니다.

임플란트의 구조, 구성요소를 알아봅시다

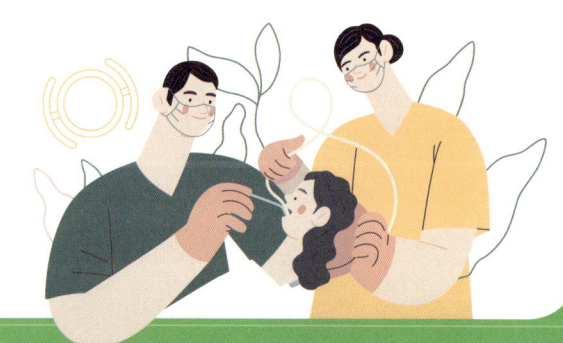

임플란트라는 이름만 들어도 뭔가 무섭고 어려운 것으로 생각하는 분들이 많습니다. 하지만 임플란트의 구조, 구성요소는 생각보다 아주 단순합니다. 임플란트가 쉽고 단순한 구조로 되어 있다는 것을 알게 되면 임플란트에 대한 무서움이 많이 줄어들 것이라 생각합니다. 그래서 이번에는 임플란트의 구조, 구성요소에 대해 쉽게 알아보겠습니다.

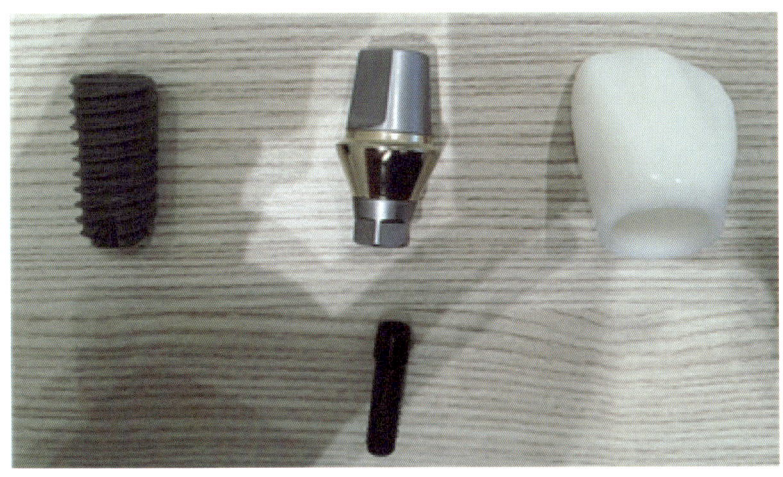

임플란트는 크게 픽스처, 어버트먼트, 보철물 이 세 가지 주요 구성 요소로 이루어져 있습니다.

1. 임플란트의 구성요소

1) 픽스처(Fixture)

임플란트의 기초가 되는 부분으로 잇몸뼈(턱뼈)에 직접 식립되어 인공 치아뿌리 역할을 합니다. 치아의 뿌리는 치아머리가 받는 힘을 튼튼하게 떠받쳐 주는데 임플란트 픽스처도 뼈에 단단하게 붙어서 힘을 잘 버티도록 하는 역할을 합니다. 흔히 임플란트 수술하는 날 하면 이 픽스처를 잇몸뼈에 심어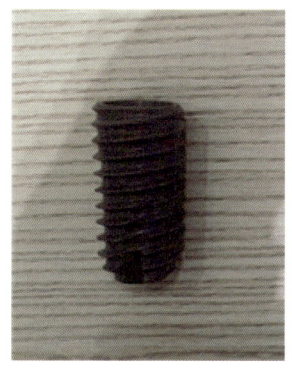
넣는 날이라고 생각하시면 됩니다. 주로 티타늄 또는 티타늄 합금으로 제작되어 인체 친화적이며, 뼈와 결합하는 골유착 과정을 거칩니다. 표면이 거칠거나 특수 코팅 처리가 되어 있어 뼈와 잘 결합할 수 있도록 설계됩니다.

2) 어버트먼트(Abutment)

픽스처와 보철물을 연결하는 구조물입니다. 픽스처가 잇몸뼈와 결합된 후 그 위에 장착되며 보철물(머리)과 픽스처(뿌리)를 이어 주는 목의 역할을 합니다.

  어버트먼트 종류로는 기성 어버트먼트와 맞춤형 어버트먼트가 있는데 기성은 회사에서 일정한 규격에 따라 만든 것이고, 맞춤형은 잇몸에 맞춰서 본을 떠서 만든 것입니다. 모델 같은 체형을 가진 분들은 기성복을 입거나 맞춤형을 입거나 별 차이가 없지만 팔다리가 길거나 짧거나, 근육이 많거나 등 평균적이지 않은 체형을 가진 분들은 기성복보다는 맞춤양복이 더 잘 어울리지 않습니까? 어버트먼트도 마찬가지입니다.

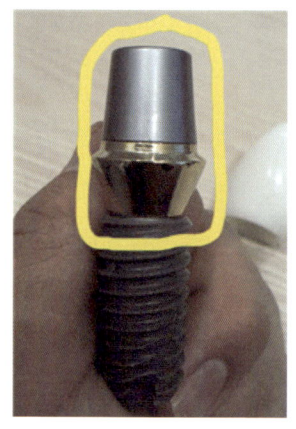

  이상적인 잇몸의 형태를 가진 분들은 기성 어버트먼트와 맞춤형 어버트먼트 둘 중 어느 것을 사용하더라도 괜찮지만 대부분의 분들은 현재의 본인 잇몸에 맞게 제작된 맞춤형 어버트먼트를 쓰는 것이 좋습니다.

3) 보철물

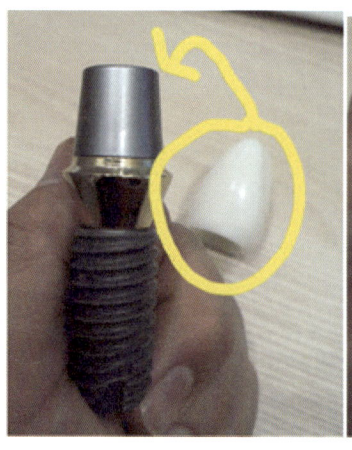
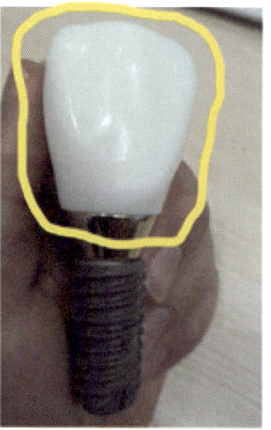

눈으로 보이는 치아의 머리에 해당합니다. 크라운(단일 치아), 브릿지(여러 개의 치아 연결), 틀니 등 임플란트 보철물은 다양한 형태로 제작됩니다. 재료로는 도재, 지르코니아, 금 등이 사용되지만 지르코니아가 가장 대표적입니다. 임플란트 보철물도 치아의 머리와 마찬가지로 씹는 기능, 심미성 등의 역할을 하기 때문에 튼튼해야 하며 자연치아와 유사한 형태로 제작되어야 합니다.

이러한 임플란트 구성요소들을 서로 단단하게 연결해 주는 친구들도 있는데 바로 나사와 접착제입니다.

2. 임플란트 나사와 접착제

1) 임플란트 나사

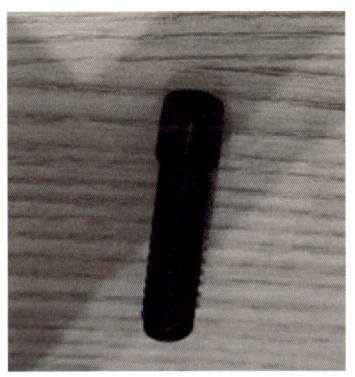

인공 치아뿌리 역할을 하는 임플란트 픽스처와 목의 역할을 하는 어버

트먼트를 단단하게 조이는 역할을 합니다.

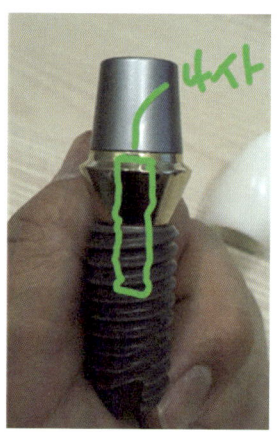

보통 임플란트를 사용하다가 임플란트 머리가 흔들린다고 하면 이 나사가 풀린 것입니다.

2) 임플란트 접착제

치아머리 역할을 하는 임플란트 보철물과 목 역할을 하는 어버트먼트는 접착제로 고정을 합니다. 보통 임플란트를 사용하다가 보철물이 빠졌다고 하면 이 접착제가 녹아서 보철물이 어버트먼트에서 빠진 것입니다.

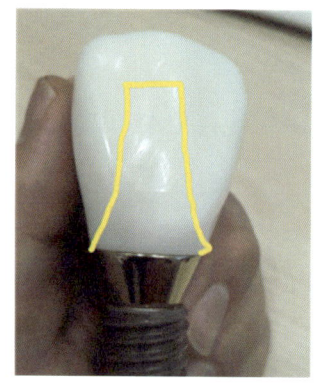

※ 임플란트 가격과 헬스장 PT 이야기

임플란트의 가격이 비싸다, 싸다, 적당하다는 어떻게 결정되는 것일까요? 당연히 임플란트 수술을 하면서 얻게 되는 가치와 비교해 봐야 할 것입니다. 내가 느낀 가치가 지불한 가격보다 크다고 생각되면 저렴하고 합리적인 금액이 되는 것이고, 내가 느낀 가치가 지불한 가격보다 적다고 생각되면 비싸고 말도 안 되는 금액이 되는 것입니다.

저는 헬스를 진심으로 좋아합니다. 운동경력은 14년 차이고 지금은 주 5일 새벽 1시간 반씩 운동하며 선수PT를 받고 있습니다.

그런데 잠시 한번 생각해 볼게요. 시간당 20만 원 하는 PT는 비싼 것일까요? 정답은 '해 봐야 안다'입니다. 정말 최고의 수업을 해 준다면 저는 기분 좋게 20만 원을 지불할 것입니다. 하지만 비싼 가격에 합당한 수업을 해 주지 않는다면 다시는 그 선생님에게 PT를 받지 않겠죠. 이렇듯 합리적인 가격이라는 것은 숫자만 보고 판단할 수 있는 것이 아닙니다.

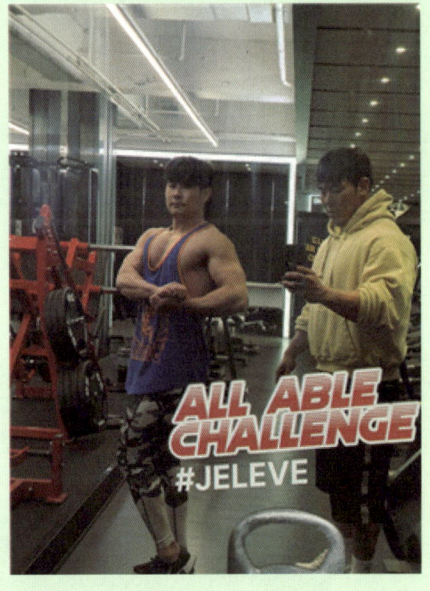

이유 없이 비싼 가격은 합리

적이지 않습니다. 20만 원이 아닌 1회 500만 원 하는 PT수업은 어떤가요? 세계에서 가장 몸이 좋은 남자로 알려진 크리스 범스테드도 회당 500만 원의 퀄리티 있는 수업을 하기는 힘들어 보입니다. PT 회당 500만 원은 결국 소비자와 무관하게 이유 없이 비싼 가격이 되는 것입니다.

임플란트에서도 이런 일이 발생합니다. 여러 가지 이유를 붙여 가면서 임플란트 기둥 하나에 300만 원을 받는 경우도 있습니다. (실제로 20년 전에는 대부분의 치과에서 이렇게 받았고 해외에서는 지금도 이게 표준 비용입니다. 하지만 치과의료 기술이 상향평준화된 우리나라 치과계에서 합리적인 비용은 아니라고 생각합니다)

치과의사의 여러 가지 경력을 내세워 가격을 합리화하지만 그 경력을 우리가 확인할 방법이 없죠. 명품이 비싼 이유는 그것이 비싸다는 것을 누구나 알고 있기 때문이지만 이 경우에는 비싼 이유를 판매자만 알고 있습니다.

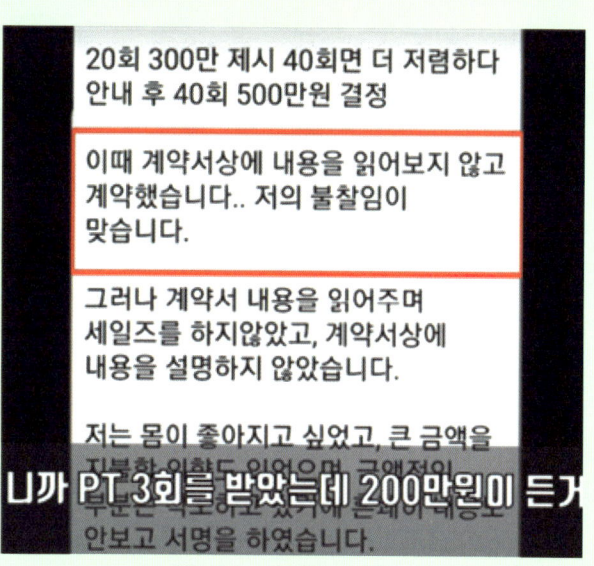

비싼 비용이 이유가 있으려면 그 비용만큼의 가치를 환자가 느껴야 합니다. 예를 들어 다른 곳에서 수술이 불가능하다고 한 고난도 임플란트라면 300만 원의 가치가 있을 수 있겠죠. 비싸다고 무조건 좋다는 생각은 놓아두셔야 합니다.

그런데 이유 없이 싼 비용도 합리적이지 않습니다. 500만 원이 아닌 시간당 만 원 하는 PT는 어떤가요? 10회에 10만 원 비용을 받으며 PT를 해 주는 헬스장이 있다면 정상적인 트레이너가 해 주는 수업은 아닐 것입니다. 제가 아무리 급하게 몸을 만들어야 해도 이런 헬스장에서 PT는 받지 않겠습니다.

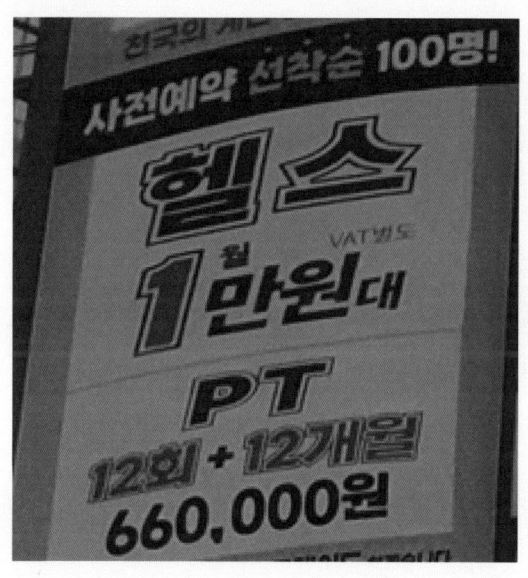

보통 헬스장에서 트레이너가 PT를 했을 때 트레이너는 PT비용의 40%를 받습니다. 1시간에 만 원 하는 PT를 했을 때 트레이너가 실제 받게 되

는 돈은 4천 원인 것입니다. 최저임금 시간당 만 원인 시대에 4천 원 받으면서 하는 PT에 정성 들일 트레이너가 있을까요?

임플란트도 마찬가지입니다. 조금 저렴한 것이 아니라 시세를 파괴할 정도의 저가 임플란트라면 조심하셔야 합니다. 내세우는 것이 비용뿐인 치과라면 특히 더 조심하셔야 합니다. 비용 할인은 어떤 치과든 할 수 있습니다. 하지만 좋은 임플란트 수술을 어떤 치과의사나 다 할 수 있는 것은 아닙니다.

저렴한 PT와 마찬가지로 저렴한 임플란트에도 좋은 재료와 노력을 담을 수 없습니다. 임플란트에 저렴한 기둥과 저렴한 블록을 사용하는 것은 당연할 것입니다. 또한 적은 마진으로 이익을 창출하기 위해서 박리다매, 즉 많이 팔아야 합니다. 수술을 많이 하기 위해서 의사가 수술에 들이는 노력이 줄어들고 위임진료가 많아지며 심한 경우 대리수술까지 연결됩니다. 의사의 의료행위도 수익을 위해서 행해진다는 것을 잊으시면 안 됩니다.

좋지 못한 재료와 적은 노력을 통해서 식립한 임플란트가 오래가기는 힘듭니다. 탈이 난 임플란트를 가지고 수술한 병원을 찾아갔을 때는 묘하게도 병원이 사라진 다음입니다. 저가 임플란트만을 내세우는 치과는 경영 또한 건강하지 못해서 금방 사라지는 경우가 많습니다.

어떻게 아냐고요?

그렇게 사라진 치과 동료들 때문에 찾아오시는 환자분들을 보기 때문입니다. 가장 좋은 것은 물론 좋은 수술을 저렴한 가격에 받는 것입니다. 하지만 세상에 싸고 좋은 것은 없다는 것이 진리 아닌가요. '저렴하기만 한' 수술은 매우 위험합니다.

여러분들이 속칭 눈퉁이, 너무 비싼 비용에 임플란트를 하지 않으시길, 그리고 반대로 너무 싼 비용에 혹해서 좋지 못한 임플란트를 하지 않으시길 바랍니다.

임플란트 수술 과정 자세히 알아보기

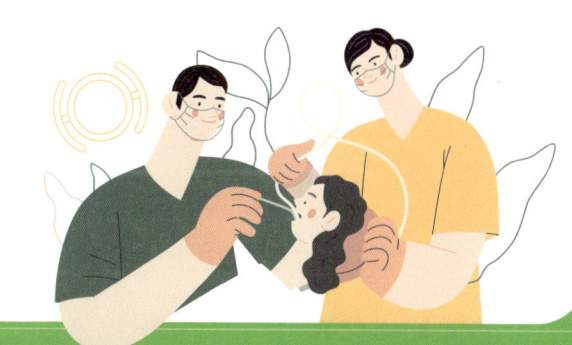

임플란트 구성요소 중 픽스처를 잇몸뼈에 심어 넣는 것을 보통 임플란트 수술이라고 합니다. 이 임플란트 수술 과정을 4단계로 나누어 설명해 보겠습니다.

1. 잇몸 절개(째다)

임플란트 픽스처를 잇몸뼈에 심으려면 뼈를 볼 수 있어야 합니다. 하지만 잇몸뼈 위에는 잇몸살이 덮고 있죠? 우선 이 잇몸살을 절개하고 밀어내야 잇몸뼈를 볼 수 있습니다.

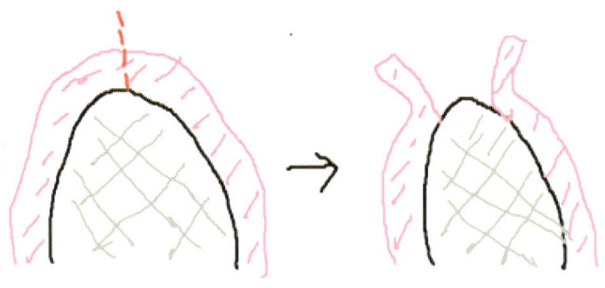

회색으로 칠한 것이 잇몸뼈이고 분홍색이 잇몸살입니다. 왼쪽처럼 잇몸살이 잇몸뼈를 덮고 있는 상태에서 잇몸을 절개(빨간색 점선)하여 오른쪽처럼 만드는 것이 수술 1단계입니다.

2. 골 조직 드릴링(뚫다)

특수 드릴을 사용하여 턱뼈에 임플란트를 삽입할 구멍(홀)을 만듭니다. 임플란트 픽스처를 뼈에 심으려면 임플란트가 들어갈 자리가 필요합니다. 이를 위해 뼈에 구멍을 뚫는 과정입니다.

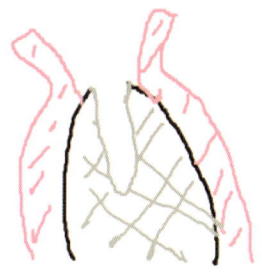

듣기에는 무서워 보이지만 마취가 잘되었다면 절대 아프지 않습니다. 뼈의 상태에 따라 단계적으로 구멍의 크기를 확장합니다. 임플란트를 심어야 할 부위마다 필요한 직경이 다른데 그 직경에 맞게 구멍너비를 만듭니다.

3. 임플란트 픽스처 식립(심다)

임플란트 픽스처(인공 치근)를 뼈에 만든 구멍에 삽입합니다. 2단계에서 뼈에 파 둔 구멍에 픽스처를 끼운다는 표현이 더 적절할 것 같습니다. 처음에 임플란트 픽스처를 뼈구멍에 넣으면 붙어 있는 것이 아니라 뼈에 끼워져 있는 상태가 됩니다. 여기서 수개월을 기다리면 뼈와 임플란트 픽스처가 붙어 있는 상태가 되는 것이죠.

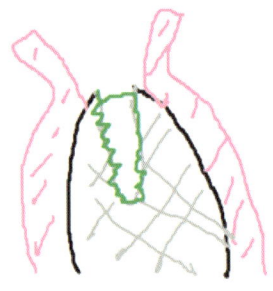

4. 커버스크류(힐링 어버트먼트) 장착 및 봉합(꿰매다)

임플란트 픽스처를 뼈에 심었으면 꿰매기 전에 임플란트 픽스처의 입구를 막아 줘야 합니다. 이때 입구를 막는 방법은 2가지가 있는데 하나는 커버스크류, 다른 하나는 힐링 어버트먼트입니다. 3단계 임플란트를 심는 과정에서 뼈가 단단하면 임플란트가 뼈에 고정이 잘될 것이고 뼈가 무르다면 임플란트가 뼈에 고정이 잘 안 될 것입니다. (콘크리트와 진흙에 못을 박는 상황을 생각해 보세요) 뼈가 단단해서 임플란트가 고정이 잘 된 경우 힐링 어버트먼트를 임플란트 픽스처에 끼우고 잇몸을 꿰맵니다.

※ 임플란트 뚜껑(Healing abutment)에 관하여

임플란트 뚜껑(Healing abutment)는 보철물을 달 수 있게 잇몸의 모양을 예쁘게 만들어 주는 기능을 합니다.

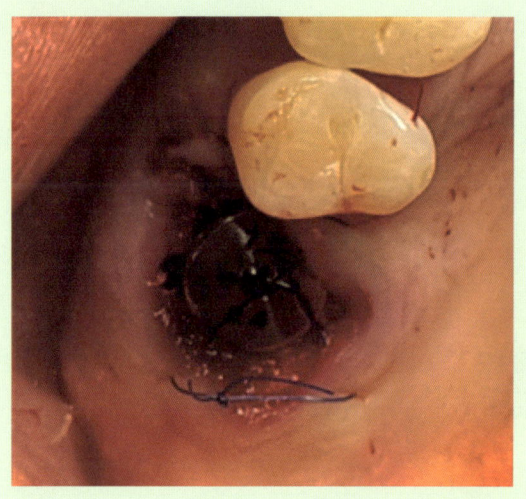

보통 환자분들이 수술 후에 '임플란트가 떨어졌어요!' 하면서 전화 오면 이 뚜껑이 떨어진 겁니다.

수술 시에 임플란트 뿌리만 심고 잇몸으로 묻은 뒤에 몇 개월 후에 잇몸을 다시 열고 뚜껑을 다는 것을 2회법 수술이라고 하고 이 사진과 같이 임플란트 수술과 동시에 뚜껑을 다는 것을 1회법 수술이라고 합니다.

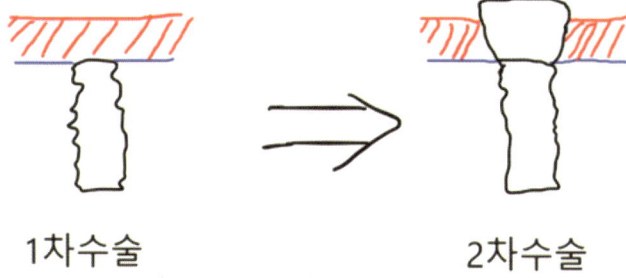

　1회법을 하면 환자분도 추가수술을 할 필요가 없고 의사도 편하기 때문에 웬만한 경우에는 수술하며 바로 뚜껑을 달지만 뼈가 물러서 임플란트가 초기고정이 부족했다면 2회법을 하는 게 좋습니다.

　임플란트 픽스처에 힐링 어버트먼트를 끼우고 수술을 마무리하면 이 힐링 어버트먼트가 잇몸 밖으로 조금 튀어나옵니다. 임플란트 수술 한 곳에 혀로 만져 보니 뭔가 느껴진다면 힐링 어버트먼트입니다.

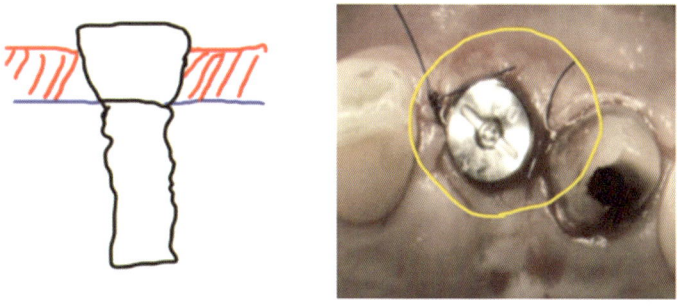

　가끔씩 저 튀어나온 부분을 혀로 계속 만져 보는 분들이 계신데 그러다

보면 힐링 어버트먼트가 픽스처에서 떨어지기도 하고 픽스처가 뼈와 붙는 것을 방해합니다. 아무리 궁금해도 혀로 만지지 마세요.

뼈가 단단하지 못해서 임플란트 고정이 부족한 경우 힐링 어버트먼트를 달면 외부자극으로 임플란트가 뼈와 붙지 못하기 때문에 커버스크류라는 것으로 임플란트 입구를 막아 줍니다.

커버스크류로 임플란트 입구를 막은 경우에는 잇몸을 위로 덮어서 묻어 줍니다. 혀나 음식물 같은 외부자극으로부터 임플란트 픽스처를 보호해 주는 것입니다.

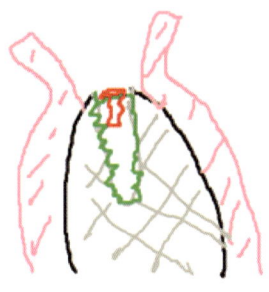

위 그림에서 빨간색이 커버스크류입니다. 힐링 어버트먼트보다는 아주 작죠? 가끔씩 임플란트 수술 후에 혀로 아무것도 만져지지 않는다고 찾아오시는 분들이 계신데 바로 이 커버스크류로 잠가서 잇몸 속에 픽스처를 묻은 것입니다.

정리하면 임플란트 픽스처를 턱뼈에 심는 수술 과정은 째고 뚫고 심고 꿰매는 것으로 볼 수 있습니다.

무절개 임플란트에 관하여

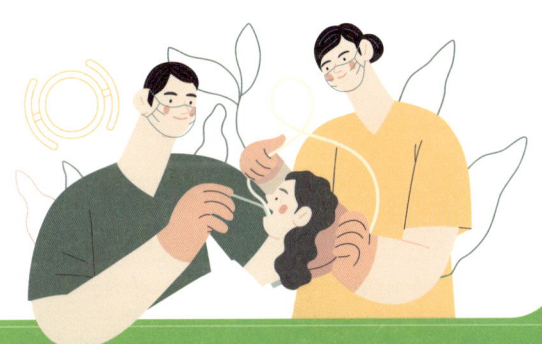

앞에서 설명한 임플란트 수술 과정에서 1단계인 째기, 4단계인 꿰매는 과정을 빼고 뚫고 심기만 하는 수술을 무절개임플란트라고 합니다. 가이드임플란트(네비게이션임플란트)를 할 줄 아는 치과의사들이 늘어나면서 무절개임플란트가 대중화되었는데요.

정석적인 임플란트 수술 방법은 잇몸을 절개하고 열어서 뼈 형태를 확인하고 그에 맞게 임플란트를 심는 것입니다. 하지만 가이드가 있다면 잇몸을 안 열어 봐도 임플란트를 어디에 심을지 알 수 있기 때문에 잇몸에 임플란트가 들어갈 구멍만 뚫고 수술을 할 수 있습니다. 이를 무절개임플란트(Flapless surgery)라고 합니다.

무절개임플란트를 하면 잇몸을 절개하고 꿰매는 시간이 사라지기 때문에 수술시간이 매우 짧아지고(보통 임플란트 1개 식립 시 5분 내, 2개 식립 시 10분 내) 수술 후 출혈, 통증이 거의 없습니다. 그래서 고혈압, 당뇨, 고령의 환자분들은 가급적이면 무절개임플란트 수술로 진행하려고 합니다. 무절개임플란트 수술을 할 경우 잇몸에 자극을 덜 주기 때문에 잇몸뼈에 좋은 영향을 준다는 의견이 있는데 이에 대해서는 찬반 논문이 계속 나오고 있어 아직은 애매합니다.

이 좋은 무절개임플란트 수술을 아무 때나 할 수 있으면 좋은데 할 수 없는 경우, 혹은 하면 안 좋은 경우들이 있습니다. 우선 뼈 형태가 좋지 못한 분들의 경우(보통 치주염이 심한 상태로 오래 방치하다가 발치하는 경우)는 잇몸을 크게 열고 뼈이식을 해야 하기 때문에 무절개임플란트 수술이 불가합니다.

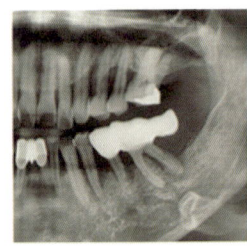 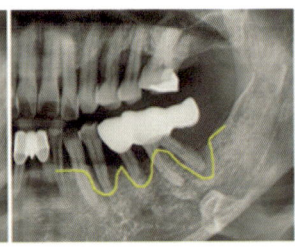 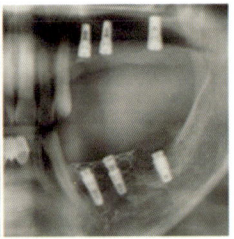

이 환자분의 경우 치주염이 심한 상태의 치아를 오래 가지고 있다 보니 뼈가 폭탄 맞은 것마냥 군데군데 녹아 있었습니다. 여기서 임플란트 수술을 할 경우 폭탄 맞은 부위들의 뼈를 회복해 줘야 하기 때문에 잇몸을 크게 열고 뼈이식을 할 수밖에 없습니다. (무절개임플란트 불가)

그리고 무절개임플란트 수술을 할 경우 치아를 보호해 주는 부착치은이라는 것을 일부 제거하게 되는데 이 부착치은이 적은 경우에는 무절개임플란트를 할 경우 오히려 안 좋습니다.

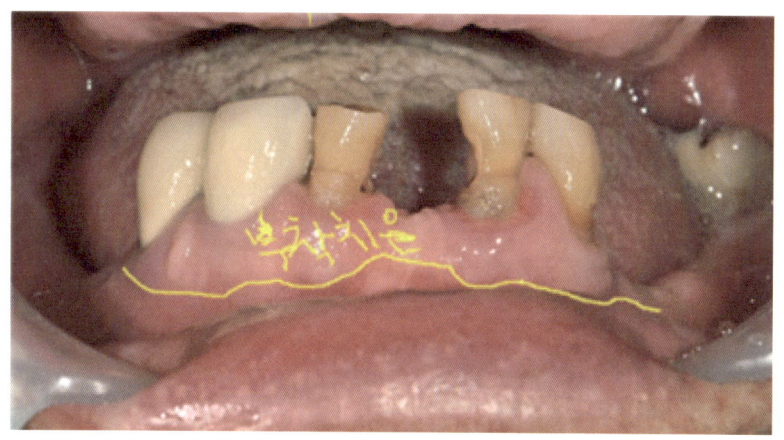

　보통 잇몸이라고 하면 입안에서 치아를 제외한 부위라고 알고 계신 분들이 많은데 사실 이 사진에서 노란색 하방 부위의 빨간색 살덩이는 잇몸이 아닙니다. 치아에서부터 노란색 선까지의 분홍색 부위가 잇몸(뼈에 딱 붙어 있음), 그리고 그 하방의 움직이는 살덩어리는 점막입니다. 노란색 선 위의 부위는 뼈에 딱 붙어 있어서 부착치은이라고 불리는데 이 부착치은은 치아를 보호하기 위해 존재합니다.

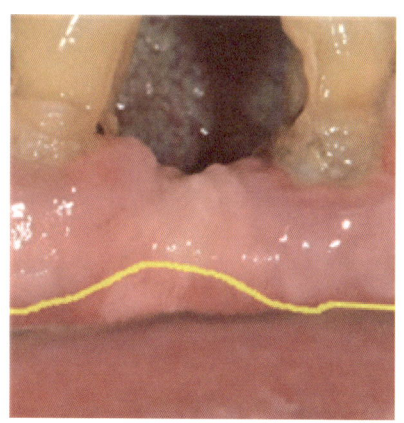

사진에서 치아가 없는 부위를 확대해 보면 이 부착치은이 다른 부위보다 줄어든 것을 볼 수 있습니다. 잇몸뼈와 부착치은(잇몸)은 치아가 없을 경우 존재의미를 상실하기 때문에 점점 쪼그라듭니다.(팔을 안 쓰면 팔 근육이 점차 소실되는 것처럼요)

움직이지 않는 단단한 잇몸(부착치은)이 치아 또는 임플란트 주위에 있어야 치태가 잘 안 끼는데 이 부착치은이 없는 치아 혹은 임플란트는 치주염에 잘 걸리게 됩니다.

본론으로 돌아와서 무절개임플란트 수술이 부착치은과 무슨 상관이 있을까요? 무절개임플란트 수술을 할 때 임플란트를 집어넣기 위해 제거하는 동그란 잇몸 부위는 모두 부착치은입니다.

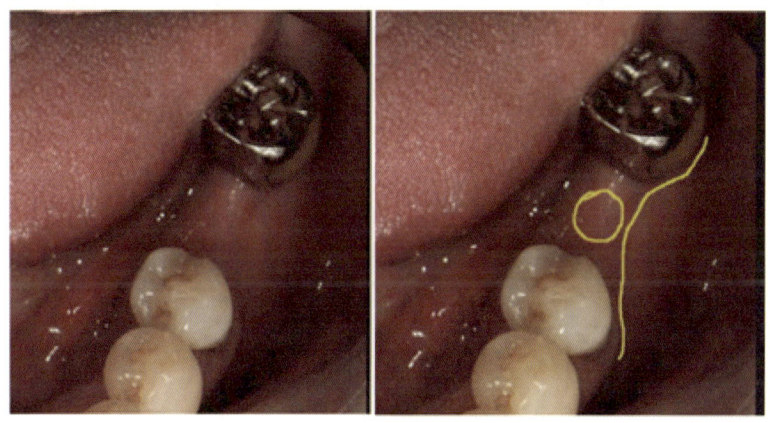

부착치은이 풍부한 부위라면 몰라도 부착치은이 부족한 위 사진 같은 경우에 무절개를 한다고 동그라미 모양 잇몸을 날릴 경우 향후 임플란트 주변 부착치은이 거의 없을 수 있습니다.

스타크래프트 게임으로 비유를 하자면 부착치은은 본진을 방어해 주는 럴커, 성큰입니다. 마린, 메딕(치태, 염증원)이 부착치은 때문에 못 들어오고 있죠. 여기에 핵(무절개임플란트)을 날려서 럴커, 성큰(부착치은)을 날려 버렸어요. 그랬더니 마린, 메딕(치태, 염증원)이 쳐들어오면서 본진을 다 부숴 버립니다. 성큰, 럴커(부착치은)이 매우 많다면야 핵 한 방(무절개임플란트 수술) 맞는다고 별 영향은 없겠죠.

즉, 부착치은이 많을 때는 무절개임플란트 수술을 해도 되지만 부착치은이 별로 없을 때 무절개임플란트 수술은 좋지 않습니다.

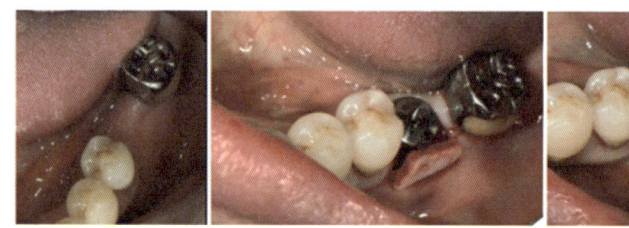
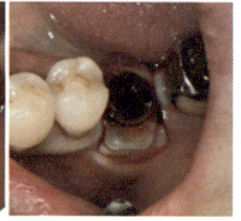

원장님들마다 부착치은이 부족할 때 쓰는 자신만의 술식이 있을 텐데 저는 루이버튼을 이용한 치근단 판막변위술을 사용합니다.

치근단 판막변위술이란 이 사진처럼 부착치은을 절개한 뒤 임플란트 앞으로 옮기는 것인데 스타크래프트로 치면 핵이 날아올 위치에 있는 방어기지들을 다른 곳으로 옮기는 것입니다. 이때 루이버튼이라는 저 플라스틱 뚜껑으로 수술 후 잇몸을 눌러 주면 별다른 조치 없이 쉽게 치근단 판막변위술을 할 수 있습니다.

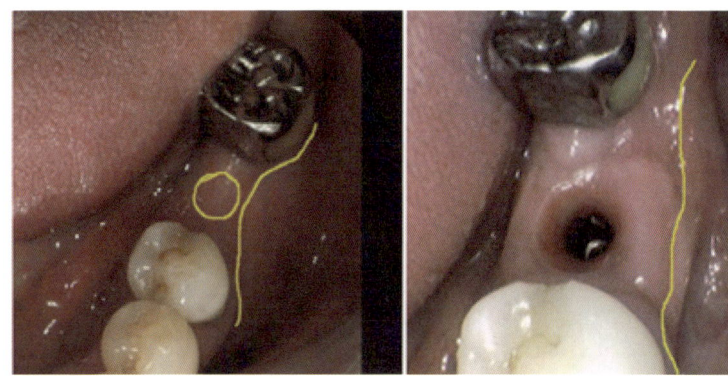

이 술식 사용 2주 후에 임플란트 주변으로 풍부한 각화치은이 생겼음을 확인할 수 있습니다.

〈결론〉

무절개임플란트 수술을 하면 금방 끝나고, 안 아프고, 피 안 나고, 안 붓고 좋은 점이 많습니다. 하지만 뼈가 부족하거나 부착치은이 별로 없다면 어쩔 수 없이 무절개임플란트 수술 말고 일반적인 절개 수술을 해야 합니다.

저 같은 경우 케이스를 선별하다 보면 수술의 절반 정도를 무절개임플란트 수술로 하는 것 같습니다.

임플란트
치료기간
알아보기

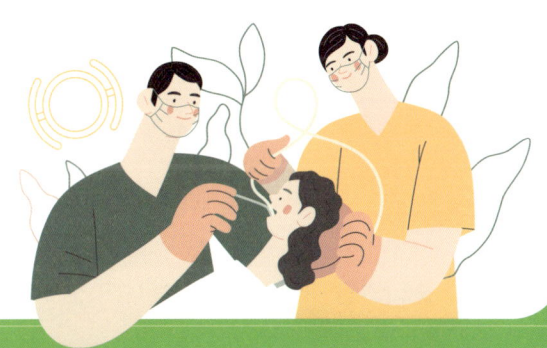

"치료기간 얼마나 걸려요?"
"선생님, 저는 언제쯤 이를 해 넣을 수 있나요?"

임플란트를 상담하러 오신 환자분들이 자주 하는 질문입니다. 특히 외국에서 거주 중이지만 몇 달간 한국에 들어와 계신 분들, 자녀분들의 결혼식 등 큰 행사를 앞두고 있는 분들이 가장 중요하게 물어보는 내용입니다.

임플란트 치료기간은 '임플란트 수술을 위한 준비기간 + 임플란트가 뼈와 붙을 때까지 기간'으로 나눌 수 있습니다.

1. 임플란트 수술 준비기간

임플란트를 심으려면 수술할 자리에 뼈가 어느 정도 있어야합니다.

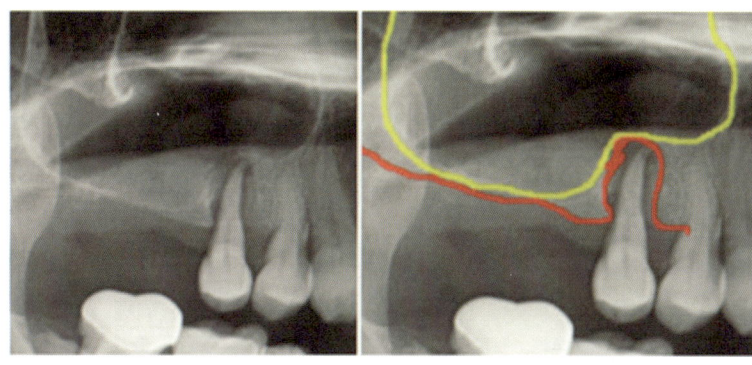

예를 들어 이 환자분의 경우 노란 선이 상악동 빈 공간이고 빨간 선이 잇몸뼈인데 노란 선과 빨간 선 사이가 임플란트를 심을 때 사용 가능한 뼈의 양입니다. 그런데 이 사진처럼 잇몸뼈의 양이 종잇장처럼 얇으면 임플란트를 바로 심을 수가 없습니다. (흙이 있어야 나무를 심지요)

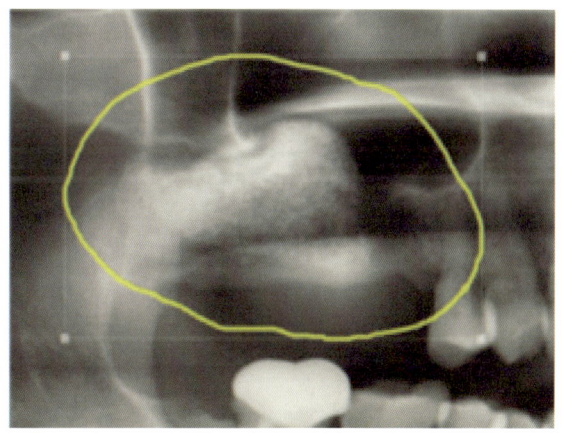

이 경우 이 사진처럼 상악동안에 뼈이식만 먼저 하고(상악동거상술) 6

개월은 기다려야 임플란트를 심을 수 있습니다. (이식한 뼈가 굳는 데 걸리는 기간)

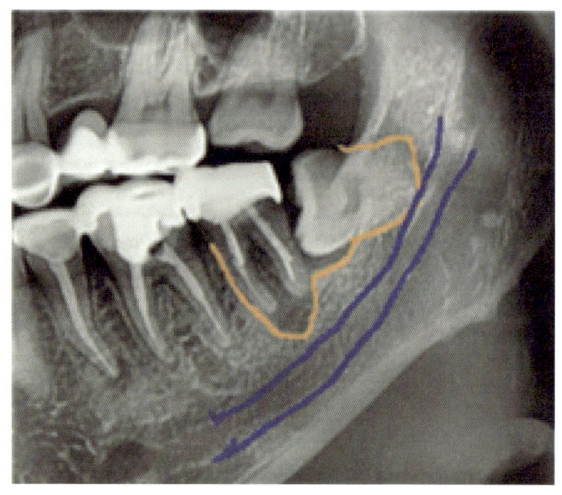

이 사진처럼 염증으로 치아 주변 뼈가 심각하게 녹아서 신경관까지의 뼈가 별로 없는 경우, 발치 후 임플란트를 바로 심다가는 신경관을 건드리는 대형사고가 터질 수 있습니다. 이런 경우에는 안전하게 발치 후 4개월 정도를 기다려서 뼈가 회복됐을 때 임플란트를 심을 수 있습니다.

이렇듯 임플란트 수술을 위한 준비기간은 치아 주변의 잇몸뼈 상태에 따라 달라집니다. 염증이 심한 치아를 오래 방치할수록 수술 준비기간은 오래 걸립니다. 만약 잇몸뼈의 상태가 괜찮다면 발치를 하면서 바로 임플란트를 심을 수 있습니다. (발치즉시임플란트) 이 경우에는 준비기간이 0이 되겠죠.

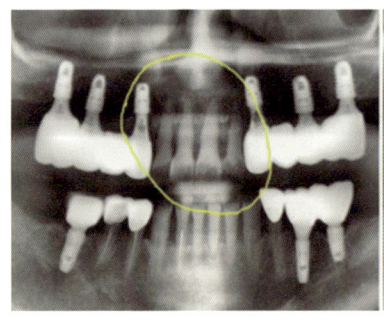 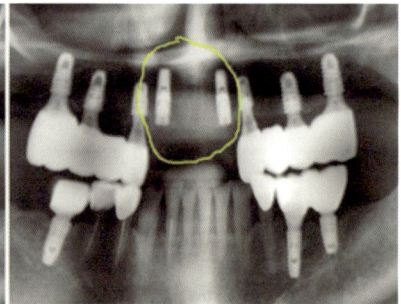

이 사진의 환자분은 앞니 주변 잇몸뼈가 치주염으로 많이 녹긴 했지만 뿌리 아래로는 잇몸뼈가 괜찮았기 때문에 발치하면서 동시에 임플란트를 2개 심었습니다.

요컨대, 임플란트 수술을 위한 준비기간은 잇몸뼈의 상태에 따라 다르며, 통상 0~6개월이라고 생각하시면 됩니다.

2. 임플란트가 뼈와 붙을 때까지 기다리는 시간

임플란트를 뼈에 심고 나서 보철머리를 올리려면 임플란트가 뼈와 붙기까지 기다려야 합니다. 임플란트가 처음 나왔을 때는 임플란트를 심고 나서 6개월~1년 정도 기다려야 뼈와 붙으며 그때 보철물을 올릴 수 있다는 게 정설이었습니다.

하지만 임플란트 회사들의 기술, 임상가들의 수술기법이 계속 발전하면서 임플란트가 뼈와 붙기까지의 기간은 점점 줄어들었습니다. 여기에는 임플란트 형태의 변화, 임플란트 표면 처리 기술의 발전, 수술 시 상황에 맞는 드릴링 등이 있는데 어려운 얘기는 넘어가겠습니다.

임플란트가 뼈와 붙기까지의 기간은 환자마다 다르며 같은 환자의 입안에서도 위턱인지 아래턱인지, 앞니인지 어금니인지에 따라 또 달라집니다.

- 일반적으로 뼈가 양호한 경우 위턱은 10주 정도, 아래턱은 6주 정도 기다립니다. 위턱의 경우 더 오래 기다리는 이유는 뼈가 아래턱보다 무르기 때문입니다. (아래턱이 콘크리트라면 위턱은 단단한 진흙 느낌?)
- 앞니의 경우는 심미적으로 중요한 부위이기 때문에 뼈에 문제가 없으면 당일 바로 임시보철물을 올리는 경우가 종종 있습니다. (요즘엔 이를 원데이임플란트라고 하더군요)
- 임플란트는 여러 개를 묶을수록 외부 힘에 더 잘 버티기 때문에 1개 보다는 여러 개를 묶을 때 기다리는 기간이 짧아집니다.
- 치주염이 심해서 뼈이식을 많이 해야 하는 경우에는 이식한 뼈가 굳어야 하므로 4~6개월은 기다려야 합니다.
- 이외에도 골다공증, 당뇨, 흡연 환자분들의 경우 뼈와 임플란트가 붙는데 다른 분들보다 오래 걸려서 치료기간이 좀 더 길어집니다.

〈결론〉

임플란트 치료기간= '임플란트 수술을 위한 준비기간'(0~6개월) + '임플란트가 뼈와 붙을 때까지 걸리는 기간'(0~6개월)이며 각 기간은 잇몸뼈의 상태, 전신질환 등에 따라 달라집니다. 저희 치과에서는 임플란트 치료기간이 2~3달인 경우가 가장 많은 것 같습니다.

※ 고아임플란트(Orphan implant)를 아시나요?

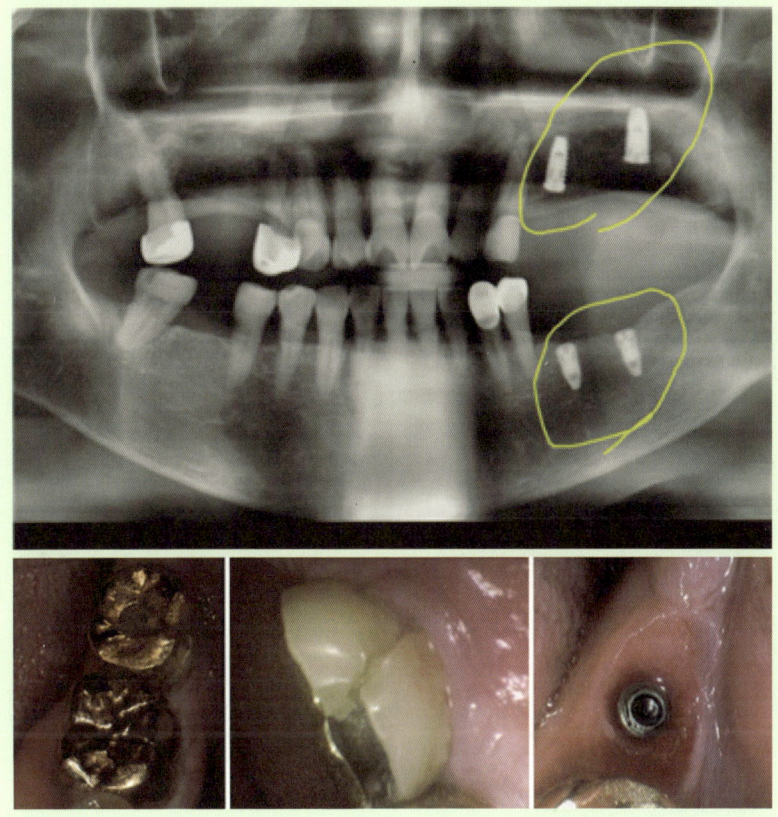

첫 번째 사진처럼 임플란트 뿌리만 심고 상부 보철머리는 못 올린 채로 오랫동안 지내시거나, 임플란트 보철머리까지는 올렸지만 보철물이 망가진 상태로 지내시다가 내원하는 환자분들이 종종 계십니다. 이렇게 임플란트 수술을 한 의사와 어떤 문제가 생겨서 보철머리를 제대로 못 하고

있는 임플란트를 외국에서는 고아임플란트라고 합니다.

덤핑치과, 사무장치과 등에서 임플란트 수술을 받았는데 대표가 먹튀한 경우, 임플란트 수술 후 보철머리를 기다리는 중에 치과가 망한 경우, 다른 지역 혹은 다른 나라로 이사 가게 되면서 수술한 치과에 가지 못하는 경우 등에서 고아임플란트들이 생기게 됩니다.

이러한 고아임플란트 관련 몇 가지 사례들을 보겠습니다.

사례 1

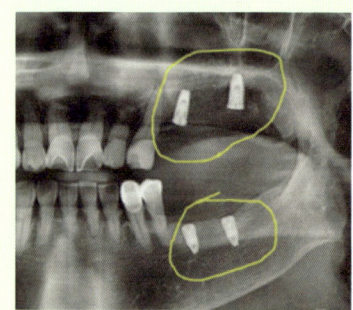
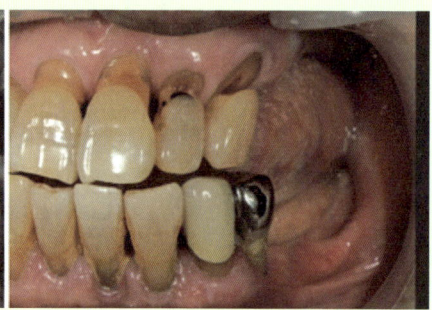

90세 여자 환자분이 내원하셨는데 오래전에 임플란트를 심고 나서 보철물을 올리려고 찾아갔더니 치과가 망했다고 하십니다. 이러한 고아임플란트를 만날 경우 제 기준은 '웬만하면 남이 심은 임플란트는 어떻게 수술했을지 모르기 때문에 건들지 말자', '하지만 CT를 봤을 때 잘 심었거나 환자분이 어쩔 수 없는 특수한 상황인 경우만 건드려 보자'입니다.

이 환자분의 위턱 임플란트들은 방향이 이상하기 때문에 일반 환자분이라면 뽑고 다시 심자고 하겠지만 환자분이 90세 여성분이기 때문에 그냥 위아래 임플란트 그대로 보철물 올리기로 하였습니다. (환자분 연세에 임플란트를 뽑고 새로 심는다는 게 너무 힘든 일이기도 하고, 90세 여성분이면 질기거나 딱딱한 것을 씹을 일이 잘 없기 때문에 임플란트 방향이 이상해도 탈 날 일이 없습니다)

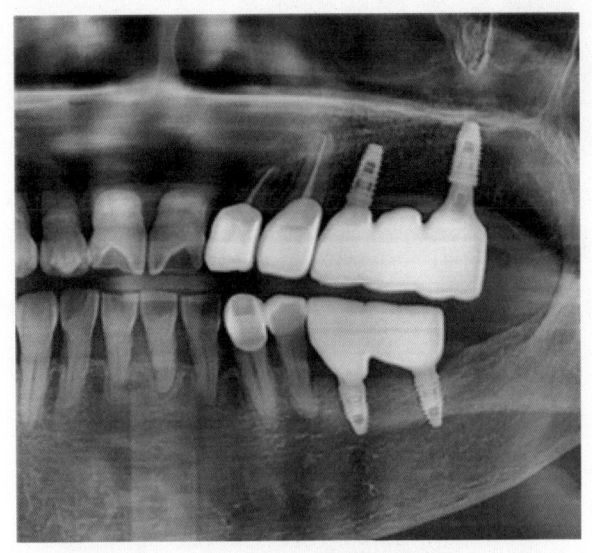

현재의 임플란트에 맞춰서 보철머리를 올린 사진입니다. 최근 3년 정기검진 하셨을 때 아무 이상 없이 잘 쓰고 계시다고 합니다.

사례 2

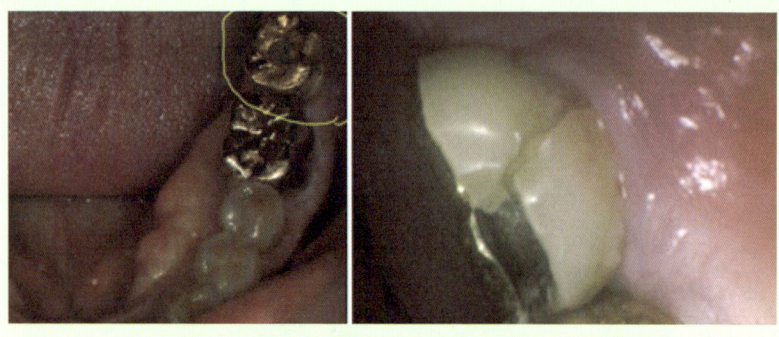

60세 남자 환자분께서 왼쪽 아래 어금니 임플란트 보철물이 부서지고 흔들려서 다시 하고 싶다고 오셨는데(임플란트한 치과는 망했다고 하심) 보철물이 깨져서 상태가 좋지 않고 안에 나사가 풀려서 흔들리고 있습니다.

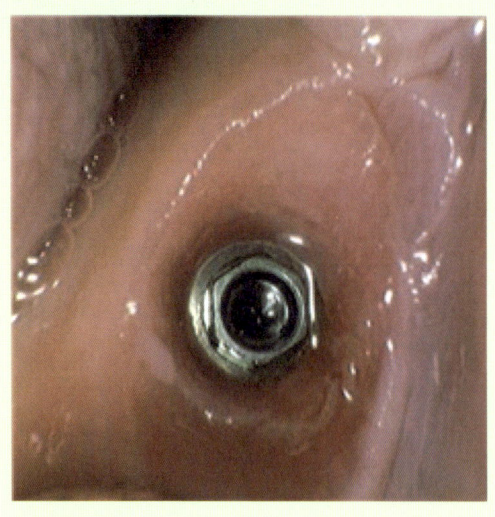

안에 나사를 제거하고 보철물을 빼 보니 임플란트도 깨끗하고 잇몸도 상태가 좋아 보입니다. 임플란트 방향도 문제없어 보여서 보철물을 다시 해 드리기로 했습니다.

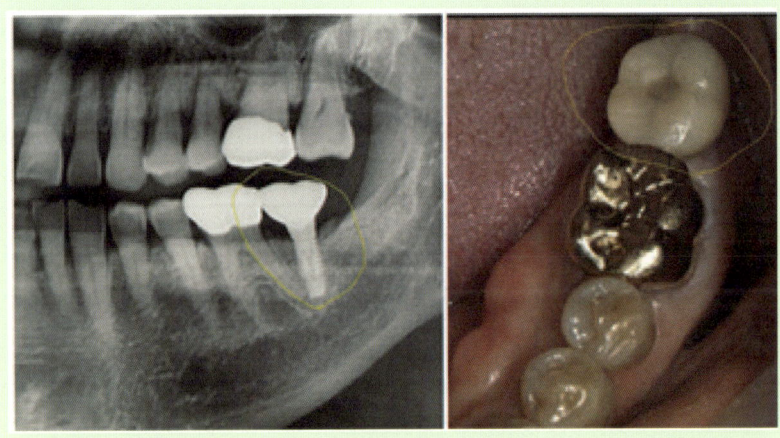

임플란트를 본뜬 후에 예쁘고 단단한 지르코니아 보철물로 바꿔 드렸습니다.

임플란트 수술 방법들에 대해 알아보기

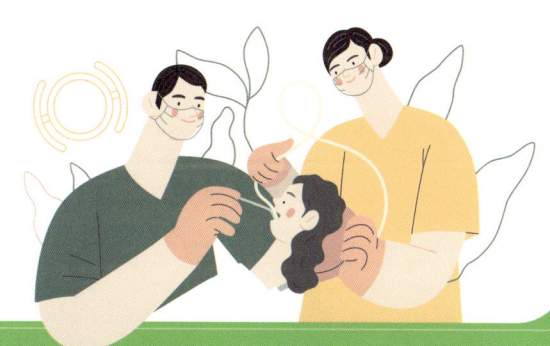

임플란트 수술 과정의 각 단계를 어떻게 비트냐에 따라 수술 방법도 다양해집니다. 이런 다양한 임플란트 수술 방법이 나온 것은 수술상의 불편함을 해소하거나 조금 더 나은 결과를 얻기 위함입니다.

    먼저 임플란트 수술 과정, 치료기간에 대해 한 번 더 정리해 보겠습니다.

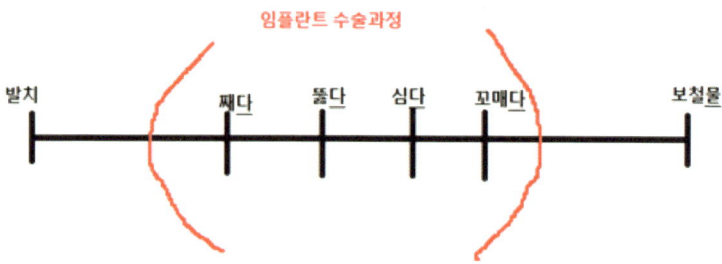

    앞에서 임플란트 수술 과정은 째고(잇몸 절개), 뚫고(골조직 드릴링), 심고(임플란트 픽스처 식립), 꿰매는(커버스크류, 힐링어버트먼트 장착 및 봉합) 4단계로 단순화해서 볼 수 있고 임플란트 전체 치료기간은 발치

에서부터 임플란트 수술을 거쳐 보철머리를 올리기까지라고 말씀드렸습니다. (수술 준비기간 + 임플란트가 뼈와 붙을 때까지 기간)

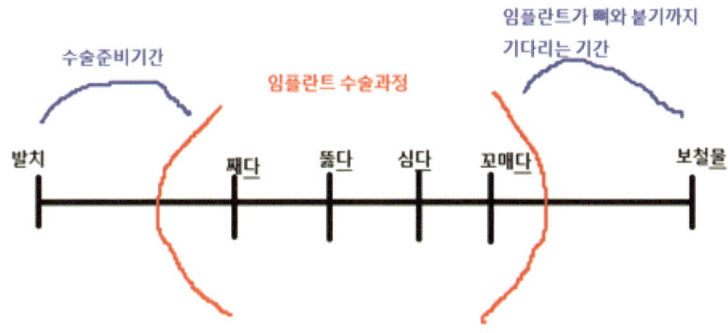

여기서 어떤 단계를 생략하느냐에 따라 다양한 수술 이름들이 나오게 됩니다.

1. 발치즉시임플란트

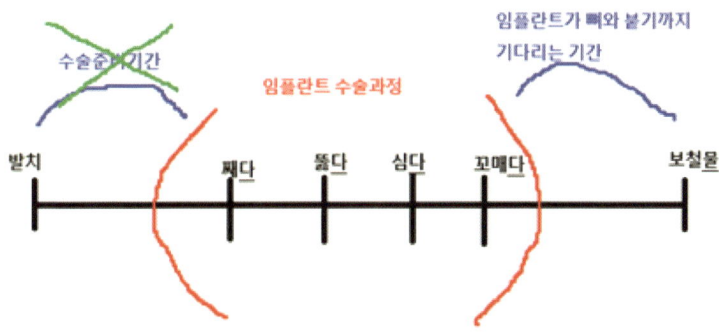

발치 후 잇몸뼈가 임플란트 수술이 가능해질 때까지의 기간을 수술 준비기간이라고 말씀드렸는데 잇몸뼈가 괜찮다면 굳이 기다릴 필요 없이 발치하는 날 바로 임플란트를 심으면 됩니다. '수술 준비기간'이 사라지는 것이죠. 이를 발치즉시임플란트라고 부릅니다.

발치와 수술을 따로 진행해서 2번 마취하고 고생하는 것보다 한 번에 진행했을 때 환자분도 편하고 임플란트 치료기간도 줄어들기 때문에 웬만큼 잇몸뼈가 부족하지 않는 이상 대부분 발치즉시임플란트를 합니다.

2. 무절개임플란트

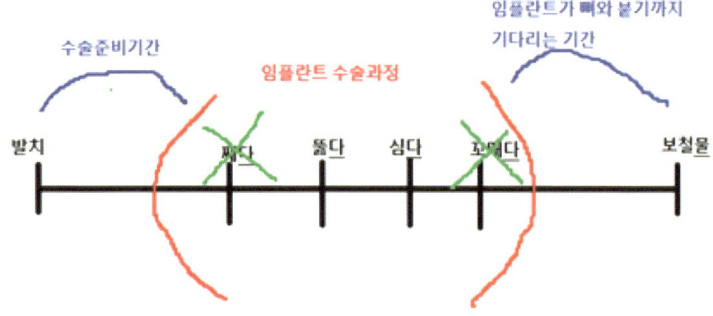

임플란트 수술 과정의 4단계 중 '째고' '꿰매는' 과정이 사라지고 바로 잇몸을 뚫고 임플란트를 심는 것을 무절개임플란트라고 합니다. 무절개임플란트에 대해서는 앞에서 자세히 설명했으니 넘어가겠습니다.

3. 원데이임플란트

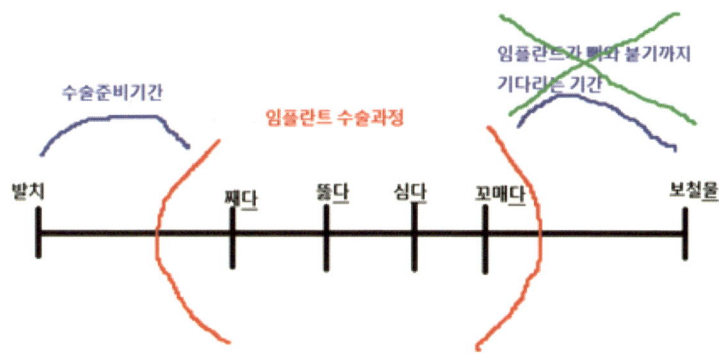

　임플란트 수술 후에 보철머리를 달려면 임플란트 픽스처가 뼈와 붙기까지 기다려야 합니다. 하지만 보이는 것이 중요한 앞니 임플란트의 경우, 단단한 뼈에 여러 개의 임플란트를 심어서 묶는 경우 등에서는 임플란트 심는 날에 바로 임시보철물을 달기도 합니다.

　즉, 이번엔 '임플란트가 뼈와 붙기까지 기다리는 기간'이 사라지는 것이죠. 이를 보통 원데이임플란트라고 합니다. 치과 공식용어는 아니고 누가 광고하다가 만들어진 용어 같습니다. 치과의사들끼리는 이를 즉시로딩이라고 부릅니다.

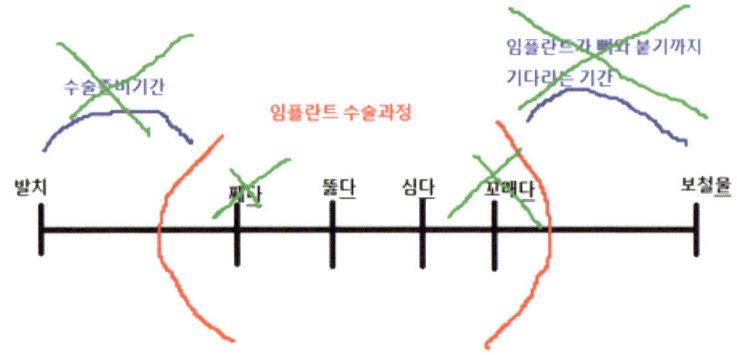

　앞에서 말한 단계들을 몽땅 생략해서 발치즉시임플란트를 무절개로 심고 당일 임시보철을 올리는 경우도 있습니다. 뼈 상태가 좋은 앞니 부위에 임플란트를 심을 경우 종종 이렇게 합니다.

　물론 이외에도 많은 수술 방법이 있지만 여기서 말한 발치즉시임플란트, 무절개임플란트, 원데이임플란트(즉시로딩) 정도만 알고 있어도 치과에 가서 임플란트 상담받는 데 훨씬 수월할 것입니다.

※ 서울가온치과의 가이드(네비게이션)임플란트

네비게이션임플란트, 가이드임플란트 하면 뭔가 용어가 어려워 보이지만 네비게이션이 뭔지 생각해 보면 간단합니다. 우리가 집에서 처음 가는 여행지를 갈 때 네비게이션을 사용하면 원하는 목적지로 가는 최적의 길을 알 수 있습니다. 가이드 역시 마찬가지입니다. 가이드는 우리가 처음 가 본 여행지에서 어디로 가야 할지 안내해 주는 역할을 합니다.

임플란트에서도 똑같이 생각하면 됩니다. 임플란트 수술을 할 때 바깥의 잇몸 상태만 보면 어떻게 심어야 할지 알 수 없기 때문에 잇몸을 절개하고 열어서 뼈 상태와 모양을 확인하게 됩니다. 그리고 옆 치아들과 조화롭게 방향을 맞춰야 하므로 초집중을 해서 계속 방향을 조금씩 수정해 가며 심습니다. 하지만 임플란트 네비게이션, 가이드가 있으면 임플란트를 심을 위치를 안내받기 때문에 최적의 위치에 임플란트를 심을 수 있습니다.

이러한 가이드임플란트를 서울가온치과에서는 어떻게 진행하는지 설명해 보겠습니다. (대부분의 치과가 동일하게 진행합니다)

임플란트 가이드를 만들기 위해 필요한 것 2가지가 환자분의 CT(치아, 잇몸뼈)와 구강스캔(치아, 잇몸 피부조직)입니다. 치아, 잇몸의 피부조직, 잇몸뼈 이 정보가 모두 있어야 임플란트의 올바른 위치를 잡을 수 있기 때문입니다.

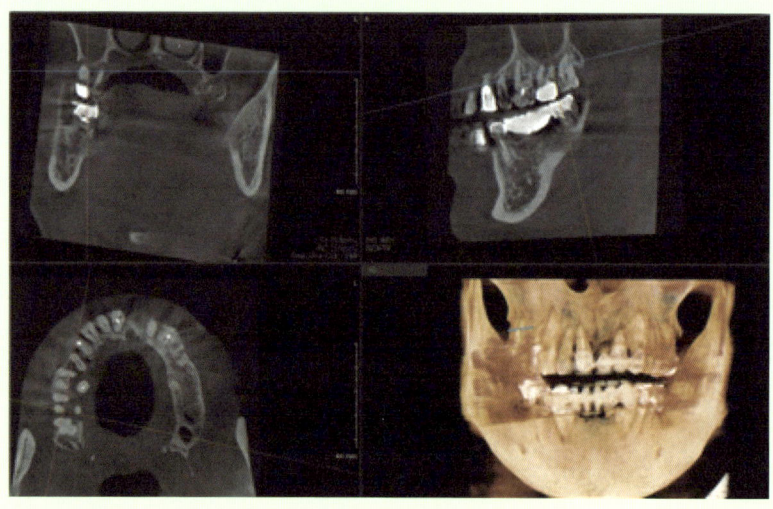

우선 CT를 찍어서 잇몸뼈, 치아에 대한 데이터를 얻습니다.

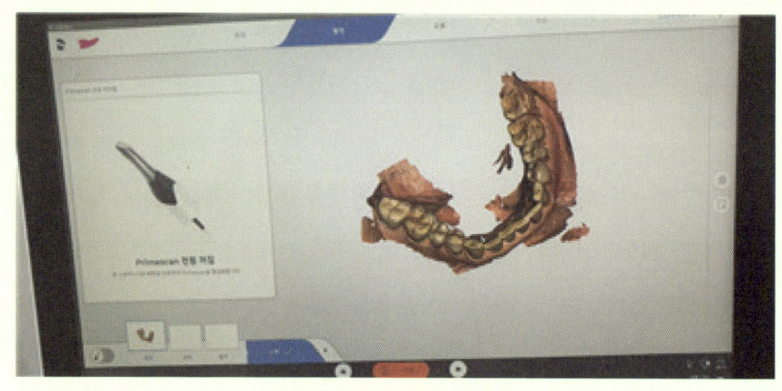

그리고 구강스캐너를 통해 잇몸의 겉면, 치아에 대한 데이터를 얻습니다.

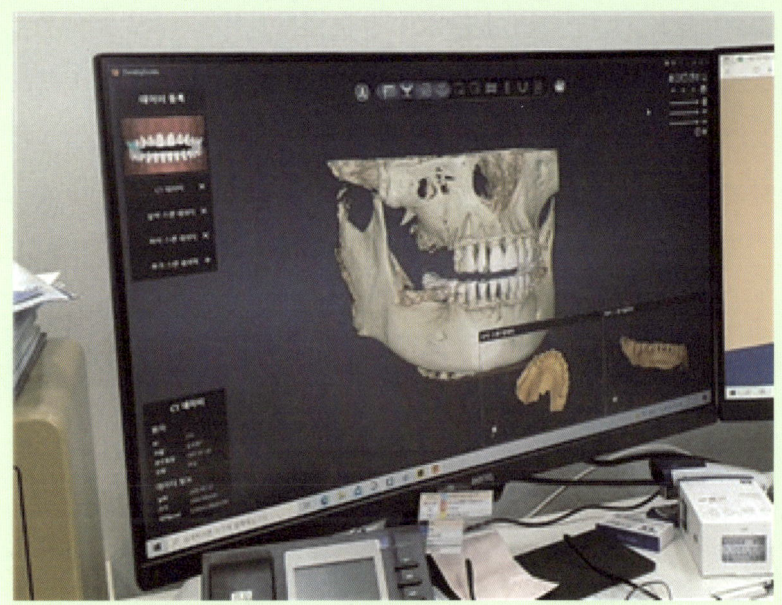

　CT와 구강스캐너 데이터를 얻었으면 가이드를 제작하는 프로그램을 엽니다. 그다음 CT파일(치아, 잇몸뼈)과 구강스캔(치아, 잇몸피부조직)한 파일이 겹쳐지도록 합니다. CT와 구강스캔에서 겹쳐지는 부분이 바로 치아이기 때문에 CT의 치아와 구강스캔의 치아를 겹치면 모든 정보가 병합됩니다.

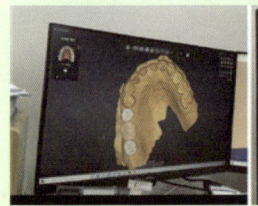 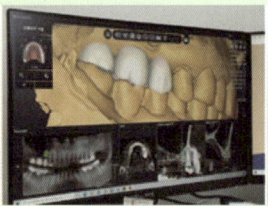 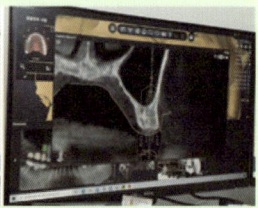

모든 정보를 얻었으니 이제 임플란트의 위치를 본격적으로 정할 차례입니다. 보철머리(치아 부분)의 이상적인 크기, 위치를 먼저 찾고 그에 맞는 임플란트 픽스처 위치를 정합니다. 위를 먼저 정하고 아래를 정한다고 해서 치과 쪽에서는 이를 top-down 개념이라고 부릅니다.

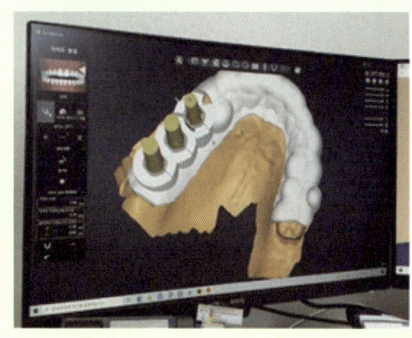 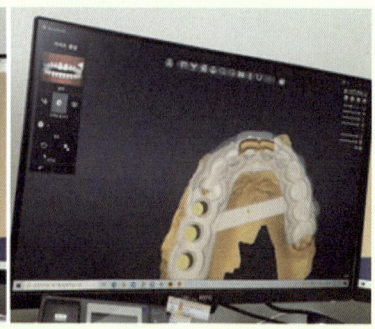

임플란트 픽스처의 위치를 정했으면 그에 맞는 가이드를 프로그램상에서 만듭니다. 여기까지 하면 컴퓨터에서 하는 작업은 끝났습니다.

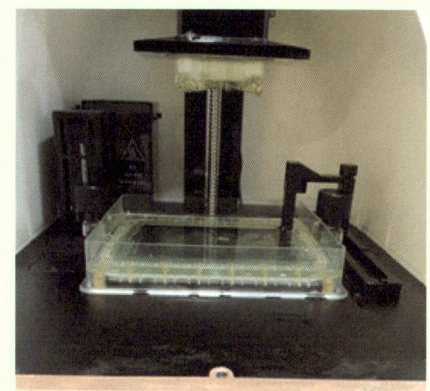

프로그램상에서 만든 가이드 데이터를 3D프린터를 이용해 현실로 제작하면 가이드 완성입니다.

환자분들을 안 보는 시간에

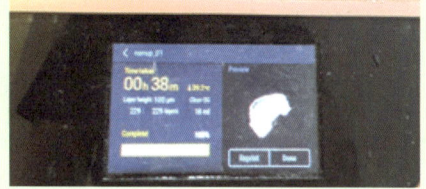

저는 보통 이 가이드 제작에 대부분의 시간을 보냅니다.

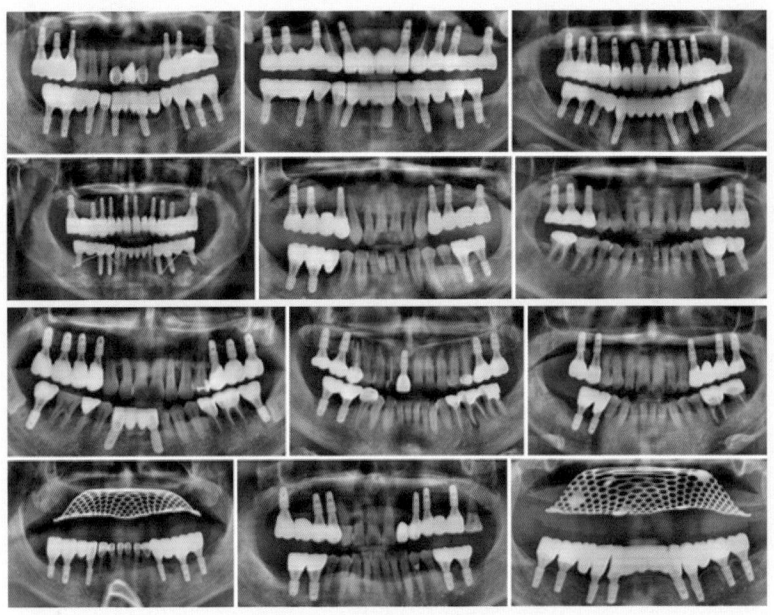

　가이드를 이용하면 이 증례들처럼 보철물에 맞는 위치에 임플란트를 가지런하게 심을 수 있고 좋은 예후를 가질 수 있습니다.
　단, 뼈이식이 너무 어려운 경우에는 저도 어쩔 수 없이 보철물에 맞는 위치보다는 뼈에 맞춰서 심을 때가 있고 그럴 때는 삐뚤삐뚤해지기도 합니다.

임플란트 수술 중·후 통증 알아보기

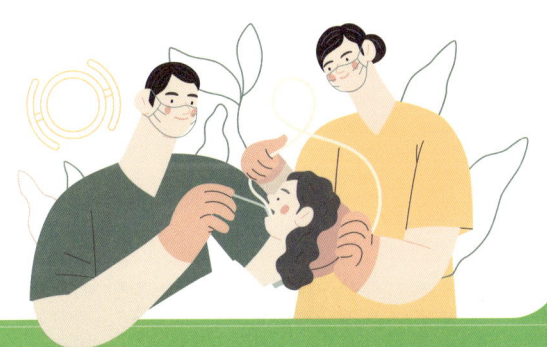

"임플란트 수술 얼마나 아파요?"

임플란트 수술을 앞둔 분들이 제일 걱정하는 것이 통증에 관한 부분입니다.

이번에는 임플란트 수술 중, 후의 통증에 관해 알아보고 어떻게 하면 통증을 줄일 수 있는지 얘기해 보겠습니다. 환자분들이 임플란트 수술에 관해 걱정하시는 통증은 크게 2가지로 나눌 수 있습니다.

1. 수술 중의 통증

수술을 앞둔 분들이 가장 걱정하는 부분이지만 마취가 잘되었다면 수술 중 통증이 아예 없는 경우가 대부분입니다.

수면마취를 하지 않았는데 수술 중 코를 골며 주무시는 분들이 종종 계신 걸 보면 마취만 잘되면 수술 시 통증은 없습니다. ("환자분, '아' 해 보실까요? 제발요!"를 외치며 수술하게 되는데 얼마나 평소 일이 고되시면 수술 중에 주무실까 안쓰러운 마음이 듭니다)

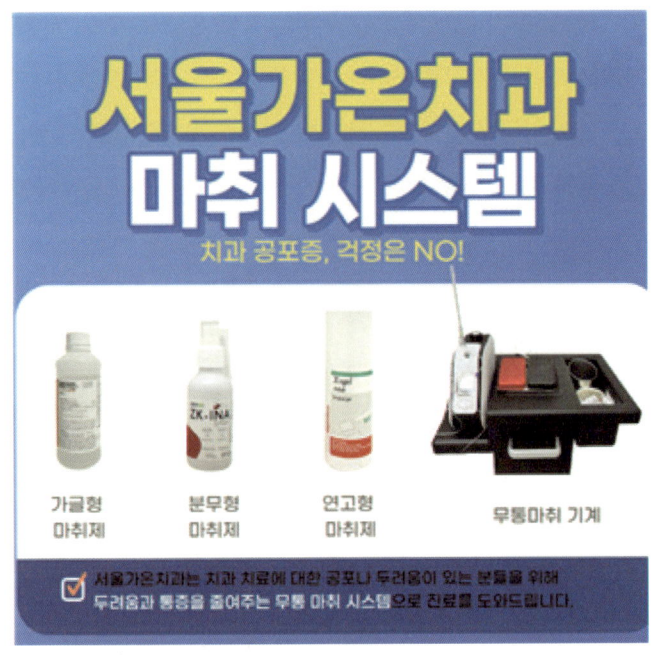

만약 수술 중 통증이 있다면 마취가 잘되지 않은 것입니다. 이런 경우 추가적인 마취를 진행하면 대부분은 해결됩니다. 그런데 마취가 되는 것을 방해하는 중요요소가 하나 있는데 바로 염증입니다. 수술해야 할 부위가 염증이 심한 경우 산성환경이 되는데 이는 마취가 잘 안 되게 합니다. 마취가 되더라도 염증이 있으면 혈관이 확장돼서 피가 빠르게 흐르기 때문에 마취제가 더 빨리 흡수되고 사라집니다.

이런 경우는 수술 전 미리 약을 먹어서 염증을 줄여 놓는 것이 필요합니다. 무한도전에서 박명수 님이 '고름 부위는 마취가 안 돼' 하고 정준하 님은 '마취가 안 되는데 어떻게 수술을 하냐' 하고 싸운 적이 있는데 박명수 님이 말한 얘기가 아마 이 얘기가 아닐까 합니다.

염증이 심한 경우가 아니라면 수술 도중의 통증은 크게 걱정하지 않으셔도 됩니다. 마취가 여러분들을 통증에서 보호해 주기 때문입니다.

2. 수술 후의 통증

수술 중에는 마취가 잘되어서 통증이 없더라도 마취가 풀리고 나면 통증이 생길 수 있습니다. 일반적으로 임플란트 수술 후의 통증은 수술의 난이도와 관련 있습니다. 환자분의 뼈와 잇몸이 풍부해서 무절개로 간단하게 수술을 끝낸 경우에는 수술 후에 통증이 생길 가능성이 낮습니다.

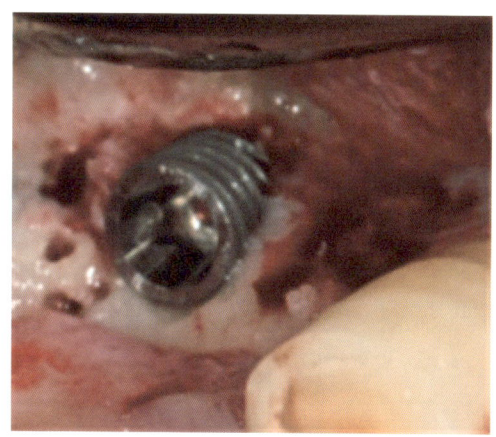

하지만 이 사진의 환자분처럼 잇몸뼈가 임플란트를 심기에 부족해서

뼈이식을 많이 해야 할 경우 잇몸 절개도 크게 해야 되고 수술도 오래 걸리기 때문에 수술 후 붓기, 통증이 생길 확률이 높습니다. 그래서 복잡한 수술을 할수록 진통제를 좀 더 강하게 처방하는데 수술 중에는 마취로 통증을 조절한다면 수술 후에는 처방된 약으로 통증이 조절됩니다.

그 밖의 통증 완화 방법에는 다음과 같은 방법이 있습니다.

- 냉찜질(수술 후 48시간 이내): 부기와 통증 완화에 효과적
- 음식 조절: 부드러운 음식 섭취, 뜨겁거나 자극적인 음식 피하기
- 입안 위생 관리: 부드러운 칫솔 사용, 처방받은 가글로 헹구기
- 충분한 휴식: 과격한 운동이나 무리한 활동 피하기

만약,

- 진통제를 먹어도 참기 어려운 심한 통증이 지속될 때
- 1주일 이상 심한 붓기와 출혈이 지속될 때
- 발열, 심한 고름, 심한 입 냄새가 있을 때

이러한 경우에는 수술부위가 감염된 것이 아닌지 꼭 수술했던 치과에 가서서 확인해 보셔야 합니다.

〈결론〉

수술 중에는 마취가 잘되었다면 통증으로 문제가 될 일이 없습니다. (염

증이 심하다면 마취가 잘 안 돼서 고생하실 수 있습니다) 수술 후에는 수술 난도에 따라 통증이 다르지만 처방되는 약을 드시면 괜찮습니다.

　문제가 있는 치아, 잇몸의 치료를 미룰수록 염증은 점점 더 심해지고 수술 난도는 더 올라가기 때문에 통증으로 고생할 확률이 커집니다. 치과 치료 통증에 대한 두려움이 있는 분일수록 더욱 치과에 정기적으로 방문하여 제때 치료받으셔야 합니다.

임플란트의 수명과 유지·관리 방법

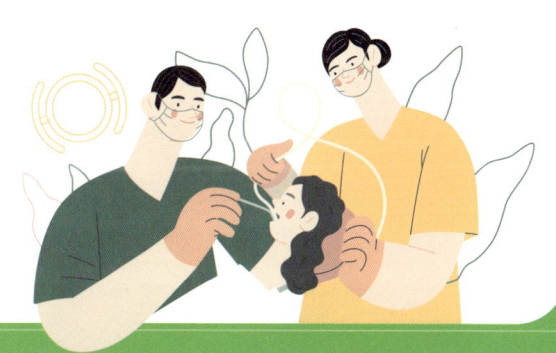

이상의 임플란트 과정을 모두 마치고 보철물까지 올리면 이 임플란트가 평생 버텨 주길 바랄 것입니다. 하지만 여러 논문에서 임플란트의 평균수명으로 보통 10년을 얘기합니다. 오래 쓰시는 분들은 30년, 평생 쓰시기도 하지만 10년 안에 탈이 나는 분들도 계십니다.

　이러한 차이는 어디에서 오는 걸까요? 태어나면서 부모님께 받은 자연치아도 개인에 따라 수명이 천차만별로 다른데 자연치아를 오래 잘 쓰시는 분들은 보통 다음과 같은 습관들을 가집니다.

- 양치를 꼼꼼히 하고 치실, 치간칫솔 등을 매일 하기
- 질기고 단단한 음식 피하기, 이 꽉 물지 않기
- 아프지 않아도 치과에 정기검진 잘 다니기
- 술, 담배 안 하거나 줄이기

　임플란트도 마찬가지입니다. 임플란트는 유치, 영구치에 이어 제3의

치아라고 볼 수 있는데 자연치아를 오래 쓰는 습관을 가진 분들이 당연히 임플란트도 오래 씁니다. 임플란트 자체는 티타늄으로 만들어져 강하지만 잇몸과 뼈 상태가 나빠지면 흔들리거나 잇몸에서 빠질 수 있습니다. 따라서 임플란트의 수명을 늘리려면 주변 잇몸과 뼈를 건강하게 유지하는 습관이 중요합니다. 자연치아와 다를 게 없죠.

임플란트 수명에 영향을 미치는 요인들로는 다음과 같은 것들이 있습니다.

1. 임플란트 수명에 영향을 미치는 요인

① 구강 위생 관리: 하루 2~3회 양치하고 치실 또는 치간칫솔을 사용해야 합니다.
② 정기적인 치과 검진: 최소 6개월~1년에 한 번 치과를 방문해 임플란트 상태를 점검해야 합니다.
③ 흡연: 담배를 피우면 혈액순환이 나빠지고 잇몸이 약해져 임플란트 실패 확률이 높아집니다.
④ 음주: 과음은 면역력을 떨어뜨리고 잇몸 건강을 해칠 수 있습니다.
⑤ 이갈이: 이를 갈거나 악물면 임플란트에 안 좋은 힘이 가해져 문제가 생길 수 있습니다.
⑥ 식습관: 너무 딱딱한 음식(견과류, 얼음, 뼈 있는 음식 등)은 임플란트에 과도한 부담을 줍니다.

임플란트를 오래 쓰기 위한 유지·관리 방법은 다음과 같습니다.

- 하루 2~3회 꼼꼼하게 양치질하기(부드러운 칫솔 사용)
- 치실 또는 치간칫솔로 치아 사이 이물질 제거
- 정기적으로 치과검진 받고 스케일링하기(6개월·1년 주기)
- 금연하기(흡연자는 임플란트 실패 확률이 2~3배 높음), 금주 또는 절주
- 너무 딱딱한 음식, 끈적한 음식 피하기
- 이갈이 습관이 있다면 나이트가드(보호장치) 착용

임플란트의 수명을 다시 한 번 정리해 보면 다음과 같습니다.

- 10년: 일반적인 사용과 관리 시 평균적인 예상 수명
- 20년: 올바른 관리와 정기적인 치과 방문 시 예상 수명
- 평생 유지: 최상의 구강 위생과 건강한 생활 습관을 유지할 경우 예상 수명

2. 임플란트의 수명이 다하면 어떻게 될까요?

임플란트 머리(보철 부위)만 흔들리는 경우에는 내부나사를 조이기만 하면 되지만 다음의 왼쪽 사진처럼 임플란트 주위뼈가 염증으로 다 녹아서 뿌리째 흔들리는 경우에는 뽑아야 합니다. 치주염으로 잇몸뼈가 녹아 치아를 뽑는 것과 같은 상황이죠. 수명을 다한 것입니다.

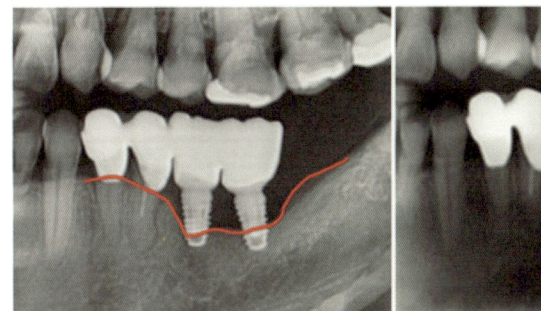
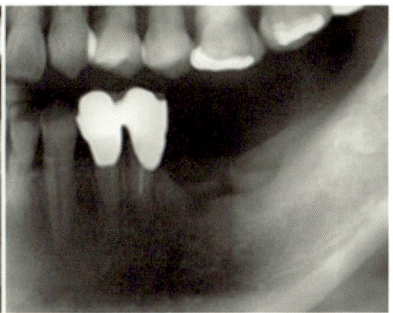

임플란트를 제거한 후에는 발치했을 때와 마찬가지로 뼈 상태에 따라 바로 임플란트를 다시 심을 수도 있고 기다렸다 심기도 합니다.

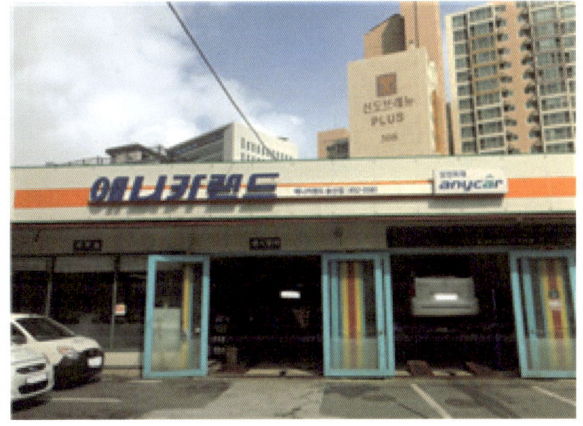

임플란트를 마무리한 후에 정기검진을 안 받는 것은 자동차를 타면서 단 한 번도 정비를 안 하는 것과 같습니다. 임플란트도 정비가 필요하다는 사실 꼭 기억해 주세요.

임플란트가 흔들려요!
보철물, 픽스처의
빠짐·흔들림 정리

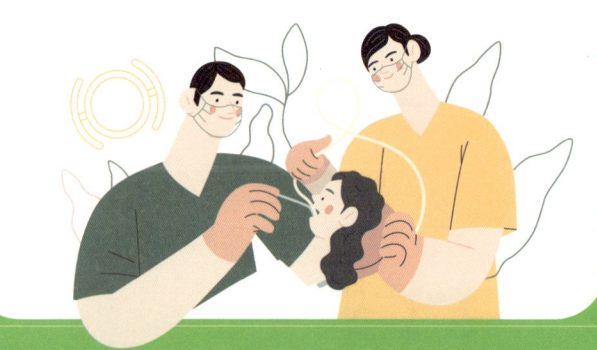

임플란트를 쓰다 보면 흔들림이 느껴질 때가 있습니다. 이 흔들림은 사소한 문제일 수도 있고 심각한 문제일 수도 있는데 확실한 건 흔들림이 느껴지면 최대한 빠르게 임플란트를 한 치과에 방문하셔야 합니다. 임플란트의 흔들림은 어떤 구성요소가 흔들리느냐에 따라 문제가 달라지기 때문에 우선 구성요소를 복습해야 합니다.

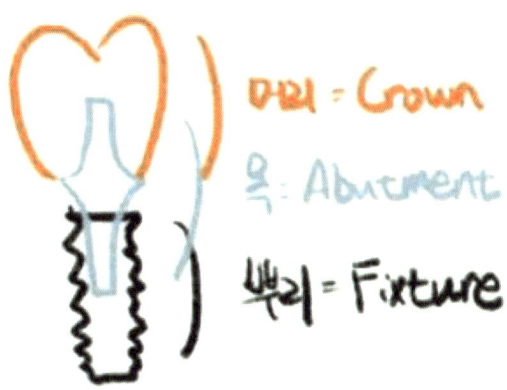

임플란트의 흔들림은 각 구성요소 간의 결합이 약해졌을 때 생기는 현상입니다.

흔들림을 유발할 수 있는 연결부위는,

- 보철머리와 어버트먼트 사이
- 어버트먼트와 픽스처 사이
- 픽스처와 잇몸뼈 사이

이렇게 3가지로 볼 수 있으며 위에서 아래로 갈수록 더 복잡하고 해결이 어렵습니다.

1. 보철머리와 어버트먼트 사이(접착제가 녹은 경우)

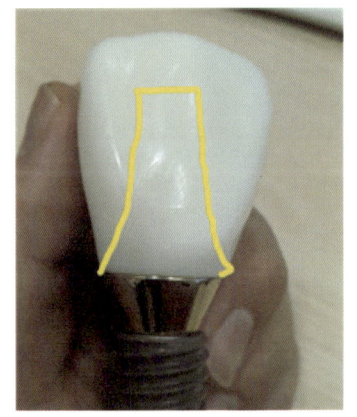

보철머리와 어버트먼트(기둥) 사이를 붙여 주는 접착제가 녹았을 때 보철머리가 흔들리거나 떨어질 수 있습니다. 씹는 힘이 보철머리에 과하게 가해지거나 보철머리와 어버트먼트가 잘 안 맞는 경우 접착제가 깨지고 녹을 수 있습니다.

치료방법은 간단합니다. 치과에 오셔서 보철머리의 접착제를 깨끗이 제거한 후에 새로운 접착제를 넣어서 붙이면 됩니다.

2. 어버트먼트와 픽스처 사이(임플란트 연결나사가 풀린 경우)

　인공 치아뿌리 역할을 하는 임플란트 픽스처와 목의 역할을 하는 어버트먼트는 작은 나사로 고정되어 있습니다. 처음에는 강한 힘으로 나사를 조여서 고정하지만 크라운이 과한 힘을 계속 받게 되면 이 나사가 풀리게 됩니다. 임플란트 크라운이 어버트먼트에서 떨어지지 않았는데 흔들린다면 가장 흔한 원인이 이 연결나사의 풀림입니다.

　이 경우도 치료방법은 간단합니다. 풀린 연결나사를 다시 조여 주면 됩니다.

　임플란트 크라운의 가운데에는 이 사진처럼 나사를 조이는 구멍이 있는데 나사를 조인 후에는 치아색 레진으로 입구를 막습니다. 만약 연결나사가 풀렸는데 임플란트로 계속 씹는다면 연결나사가 부러지거나 변형될 수 있습니다. 이 경우에는 상황이 매우 골치 아파집니다.

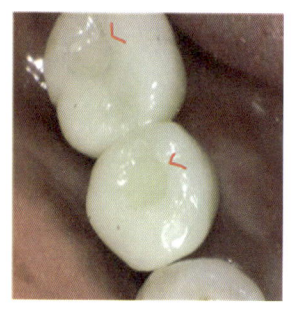

　부러지거나 변형된 나사를 제거해야 되는데 이게 쉽지 않아서 심한 경우는 임플란트를 제거 후 다시 심어야 합니다. 임플란트 정기검진이 중요한 또 다른 이유입니다. 임플란트 보철머리의 흔들림이 느껴진다면 미

루지 말고 빨리 임플란트를 한 치과에 찾아가야 합니다.

3. 뼈와 픽스처 사이의 결합이 깨진 경우

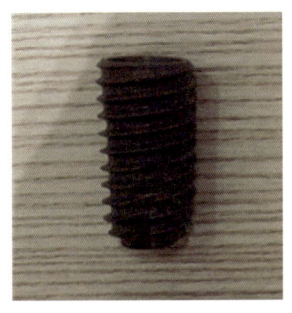

보철물도 어버트먼트에 잘 붙어 있고 연결 나사도 잘 고정되어 있는데 임플란트가 흔들린다면 픽스처와 뼈 사이의 결합이 깨진 것입니다. 임플란트주위염(치주염)으로 인해 픽스처를 잡아 주는 잇몸뼈가 다 녹아서 흔들릴 수도 있고, 과도한 힘에 의해 뼈와의 결합이 깨졌을 수도 있습니다. 치료방법은 임플란트를 제거하고 재수술하는 것입니다. 픽스처와 뼈의 결합이 깨진 이상 픽스처를 제거하는 것 말고는 방법이 없습니다.

임플란트 픽스처가 뼈와 분리된 경우에도 치과에 빨리 방문할수록 좋습니다. 초기라면 임플란트를 제거하면서 바로 재수술이 가능할 수도 있지만 오래 방치돼서 염증으로 뼈가 다 녹아 버린 경우에는 뼈이식도 많이 필요하고 치료기간도 오래 걸립니다.

즉, 임플란트의 흔들림이 느껴지는 경우 어떤 원인이든 빠른 시간 내에 치과에 방문해야 합니다.

※ 임플란트에 난 구멍은 뭔가요? (레진홀)

임플란트 보철머리에 구멍이 보여서 깜짝 놀란 적이 있으신가요?
임플란트 보철머리에는 구멍이 있습니다. 구멍이 없는 임플란트도 있지만 구멍이 있는 것이 환자분들이나 의료진들 모두에게 좋습니다. 구멍이 있는 임플란트가 없는 것보다 한 단계 더 진화한 것이라 볼 수 있습니다.

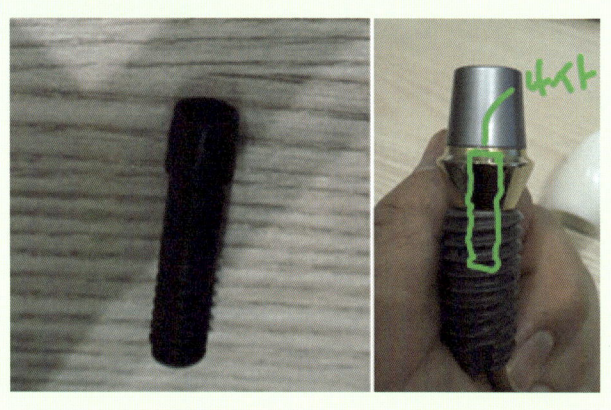

앞에서 말씀드렸듯이 임플란트 보철머리에 구멍이 있는 것은 임플란트 나사와 관련 있습니다. 임플란트 크라운에 지속적으로 강한 힘이 가해지면 단단하게 조여졌던 나사가 풀리면서 임플란트 머리가 흔들리게 됩니다. 이 상태에서 또 지속적으로 힘을 받게 되면 풀렸던 나사가 부러지게 됩니다. 나사가 부러질 경우 잘못하면 임플란트 뿌리(픽스처)까지 제거해서 재수술을 해야 할 수 있기 때문에 나사가 풀렸을 때는 빠르게 다시 조여 줘야 합니다. 이때 나사에 접근하기 위해 필요한 것이 우리가 흔히 보는 임플란트 구멍입니다. 즉, 임플란트 구멍은 임플란트 유지·보수를 위한 것이라고 볼 수 있습니다.

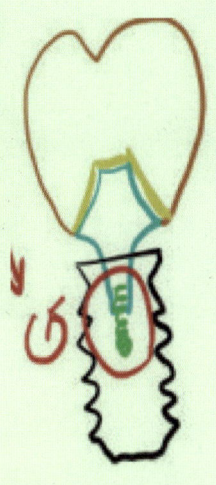

임플란트 기둥은 이 그림처럼 나사로 잠그게 되는데 이때 크라운에 구멍이 있어야 나사를 밖에서 보고 조일 수 있습니다. 나사가 풀려서 보철 머리가 흔들릴 때 구멍을 통해 늦지 않게 조여 줘야 나사가 부러지는 것을 예방할 수 있습니다.

이렇게 좋은 일을 하는 임플란트 구멍이지만 아무것도 안 채워 두고 그대로 쓰면 보기에 너무 안 좋겠죠? 그래서 치과에서는 이 임플란트 구멍을 치아색 레진으로 메꿉니다. 이 구멍이 레진홀이라고 불리는 이유입니다.

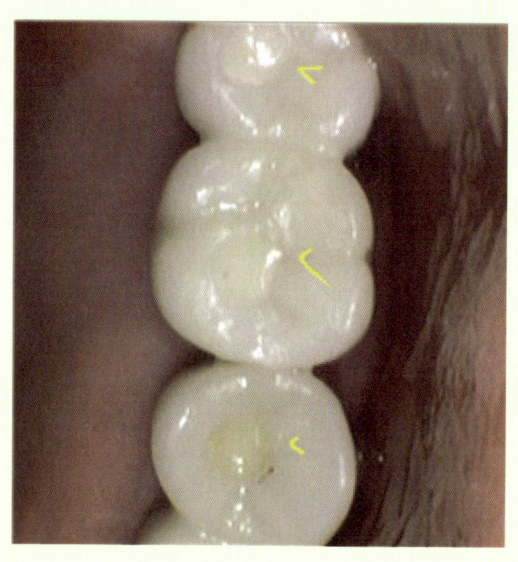

레진홀은 느슨해진 스크류를 조일 때만 쓰일까요? 거꾸로 스크류를 풀 때도 사용할 수 있습니다. 조여진 스크류를 풀면 임플란트 기둥(어버트먼트)과 임플란트 뿌리(픽스처)를 분리할 수 있게 됩니다. 이 과정을 통해 임플란트 보철물을 밖에서 쉽게 청소하거나 조정할 수 있고 더 좋은 보철물로 교체할 수도 있습니다.

과거 다른 치과에서 했던 임플란트 보철물이 마음에 안 들거나 손상돼서 임플란트 보철물만 새로 하기 위해 찾아오는 분들이 많이 계신데 저 레진홀(구멍)만 제 위치에 잘 만들어져 있다면 쉽게 나사를 풀어서 보철 머리만 다시 만들어 드릴 수 있습니다. 그런데 저 레진홀이 이상한 위치에 있거나 아예 구멍이 없으면 임플란트 보철물을 교체하기 정말 힘듭니다. 이러한 이유들로 요즘 임플란트는 보통 구멍(레진홀)이 있다고 생각하시면 됩니다.

임플란트 사용 중 구멍이 느껴지거나 보인다면 레진홀에서 레진이 갈려 나갔거나 빠졌다고 생각하시면 됩니다. 큰 문제가 아니니 여유 되실 때 임플란트를 했던 치과에 방문해서 레진을 보강하면 됩니다.

치아가 없을 때 적절한 임플란트의 개수는?
- 어금니

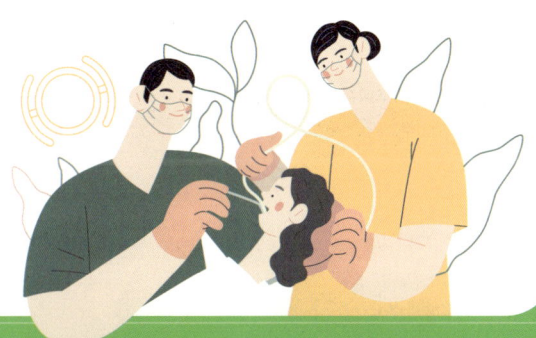

이번에는 치아가 여러 개 없을 때 임플란트를 몇 개 심는 것이 좋을지 얘기해 보도록 하겠습니다.

우선 성인의 치아는 결손되거나 빠진 것이 없을 때 총 28개입니다. (한쪽에 7개씩×4) 여기에 사랑니가 모두 있으면 32개가 되기도 합니다.

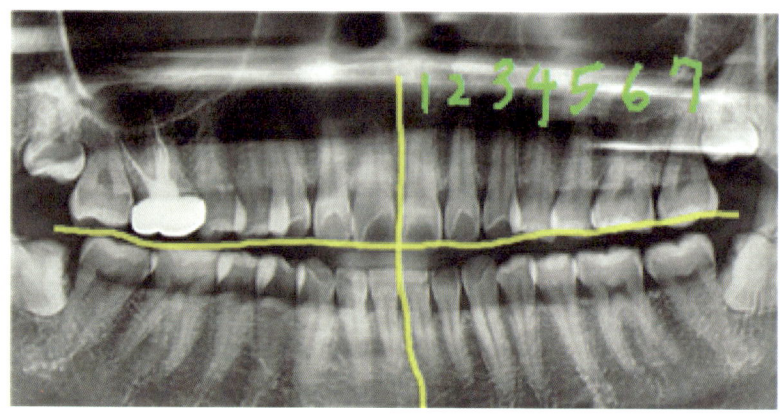

여기서 1~3까지를 전치부 혹은 앞니라고 하고, 4~7까지를 구치부 혹은

어금니라고 합니다.(4, 5는 소구치 혹은 작은어금니, 6, 7은 대구치 혹은 큰어금니)

이를 바탕으로 어금니들이 없어졌을 때 몇 개의 임플란트를 심는 것이 적절한지 얘기해 보겠습니다.

우선 어금니 한두 개가 없을 때는 치아 개수대로 없는 위치에 심어 주면 됩니다.

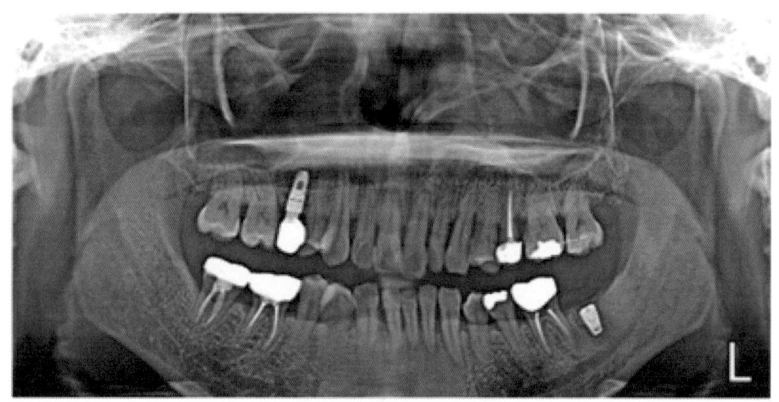

어금니 1개 없을때 — 1개식립

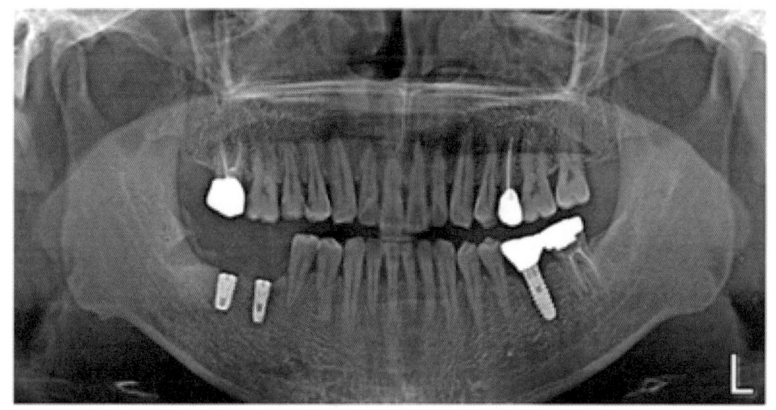

어금니 2개 없을때 — 2개식립

어금니 3개가 없는 경우부터 치료방법이 나뉘는데요, 임플란트 2개 또는 3개 중 선택할 수 있습니다.

다음과 같은 경우들에는 임플란트 3개를 모두 심어서 튼튼하게 해 주는 것이 좋습니다.

- 상악동 수술을 한 경우, 뼈밀도가 약한 경우(뼈가 약하기 때문에 기둥이 충분히 받쳐 줘야 합니다)
- 턱근육이 매우 발달한 경우(트럭, 버스들이 지나다니는 다리라고 생각해 보세요)

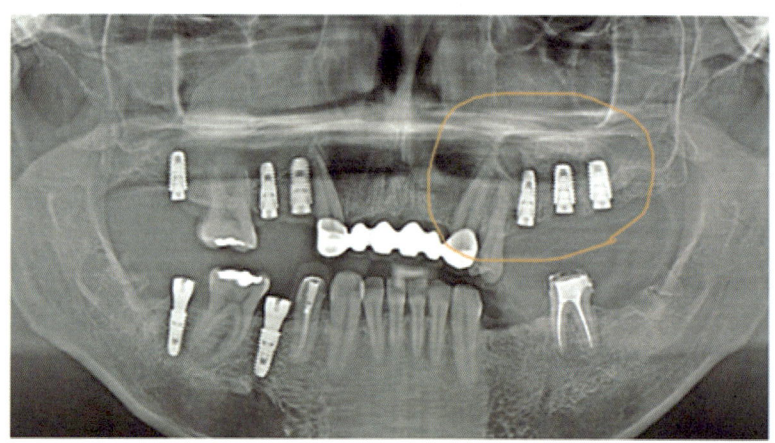

어금니 3개가 없을 때 상악동 수술을 한 경우 - 임플란트 3개를 모두 심어주는게 좋습니다

반면 다음과 같은 경우에는 어금니 3개가 없을 때 임플란트 2개만으로 회복해 줘도 됩니다.

- 턱근육이 없어서 얼굴이 갸름하며 이갈이 등 악습관이 없는 경우(마티즈 등의 경차만 다니는 다리를 생각하면 되겠네요)
- 뼈가 튼튼한 아래턱의 경우(아래턱은 위턱보다 뼈가 단단합니다. 뼈가 튼튼하면 임플란트를 더 단단하게 지탱해 줍니다)

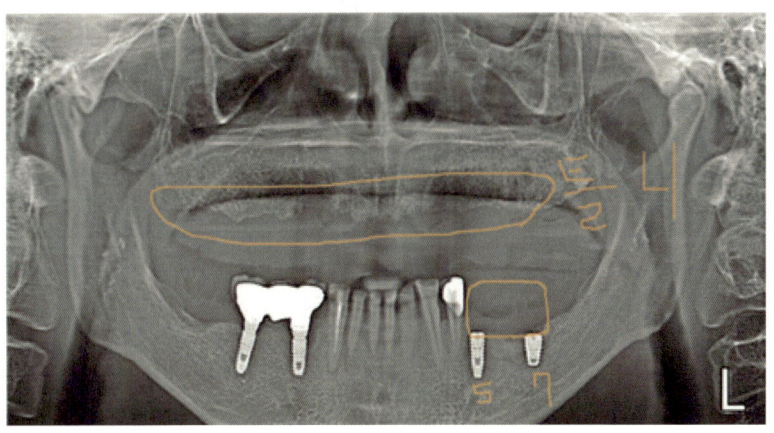

이 사진처럼 아래턱의 경우에는 어금니 3개가 없을 때 보통 임플란트를 2개 심습니다.

어금니 4개가 모두 없는 경우에는 임플란트 3개를 심어 주는 것이 정석입니다. 4개를 모두 심으면 가장 튼튼하긴 하지만 임플란트 간 공간 관리가 어렵고 임플란트 수술 부위의 혈행에도 문제가 생길 수 있기 때문입니다.

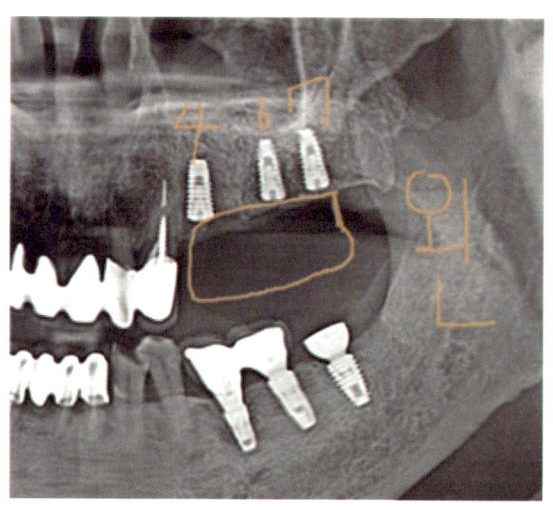

  이 사진과 같이 어금니 4개(4, 5, 6, 7번)가 모두 없는 경우 임플란트는 4, 6, 7 또는 4, 5, 7번 부위에 3개를 심는 것이 일반적입니다.

  뼈가 별로 없어서 뼈이식을 많이 한 경우, 뼈밀도가 낮은 경우 등에서는 어금니 4개 부위에 임플란트 4개를 모두 심어서 튼튼하게 해 줍니다.

치아가 없을 때 적절한 임플란트의 개수는?
- 전치부(앞니)

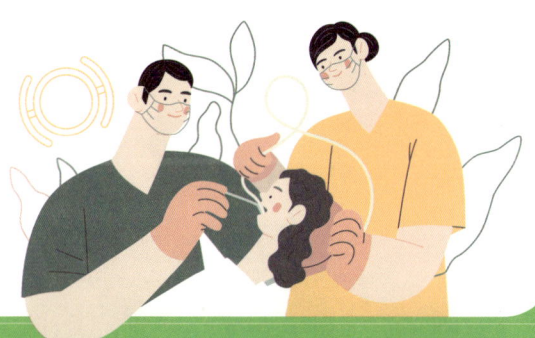

이번에는 앞니(전치부)에서 치아가 없을 때 임플란트를 몇 개 심는 것이 좋을지 얘기해 보도록 하겠습니다.

먼저 앞니 1개가 없을 때는 임플란트 1개를 심어 주면 됩니다.

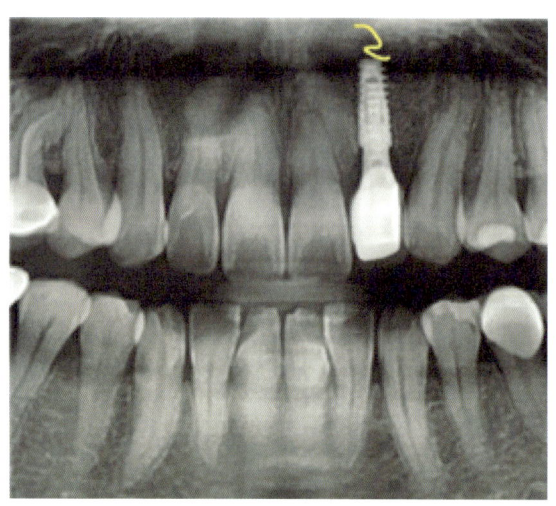

앞니 2개가 없을 때는 임플란트 2개 모두 심는 것이 기본이지만 다음과 같은 경우에는 임플란트를 1개만 심고 보철머리 2개를 올리기도 합니다.

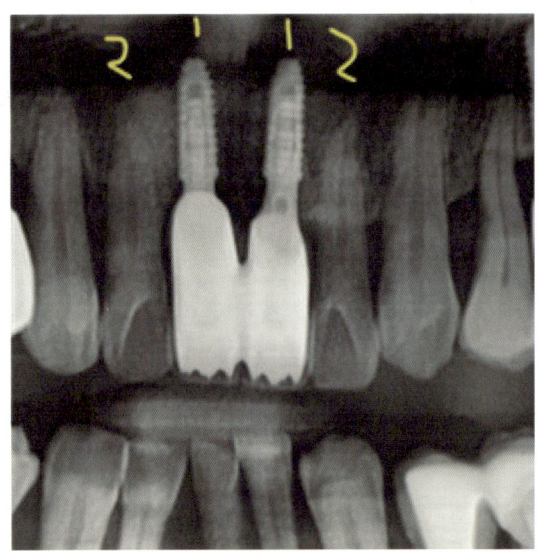

- 임플란트 공간이 너무 좁거나 한쪽 뼈 상태가 안 좋은 경우
- 2개 모두 심으면 심미적으로 문제가 될 경우(임플란트 사이 간격이 너무 좁을 경우 임플란트 보철물 사이의 잇몸이 자라지 않아서 문제가 생길 수 있습니다)

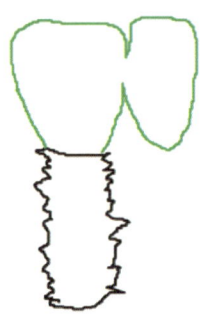

앞니는 어금니보다 힘을 덜 받기 때문에 가능한 치료 방법입니다.

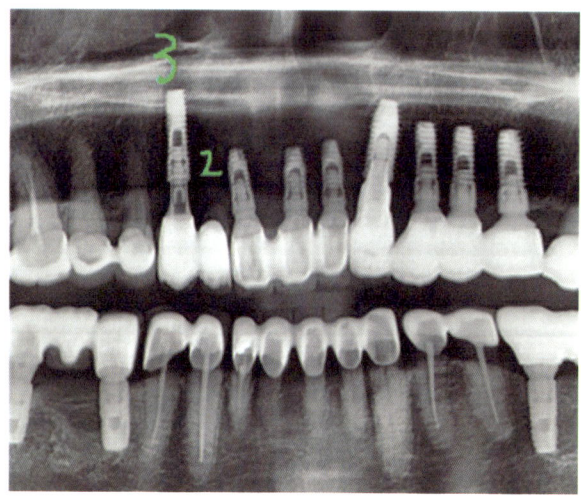

앞니 2개(2, 3번)이 없는데 임플란트를 3번 1개에만 심고 보철머리를 2개 올린 케이스입니다.

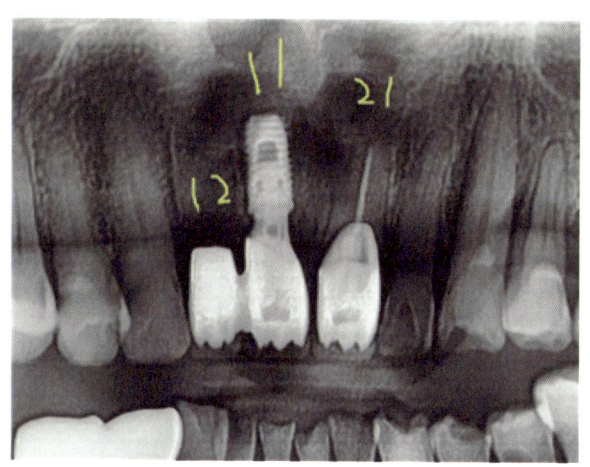

마찬가지로 앞니 2개(1, 2번)이 없는데 임플란트를 1번 1개에만 심고 보철머리를 2개 올린 케이스입니다.

앞니 3~4개가 없을 때는 임플란트 2개를 심어 줍니다. 보통 치아 없는 부위 양끝에 임플란트를 심지만 뼈 상태 등을 고려해서 위치는 달라질 수 있습니다.

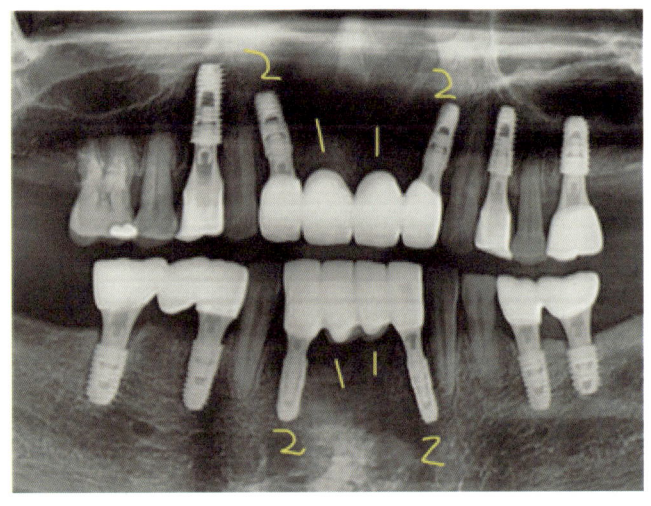

위턱 앞니 4개, 아래턱 앞니 4개가 없어서 각각 임플란트 2개씩 심고 보철머리 올린 케이스입니다.

앞니 5~6개가 없을 때는 위턱이냐 아래턱이냐에 따라 임플란트 개수가 달라집니다. 위턱의 경우 보통 '양끝에 2개 + 가운데 1~2개' 해서 3~4개를 심고 아래턱의 경우 '양끝에 2개' 심습니다. 위턱 앞니에서 아래턱 앞니보다 임플란트를 많이 심어 줘야 하는 이유는 힘을 받는 방향과 관련 있습니다.

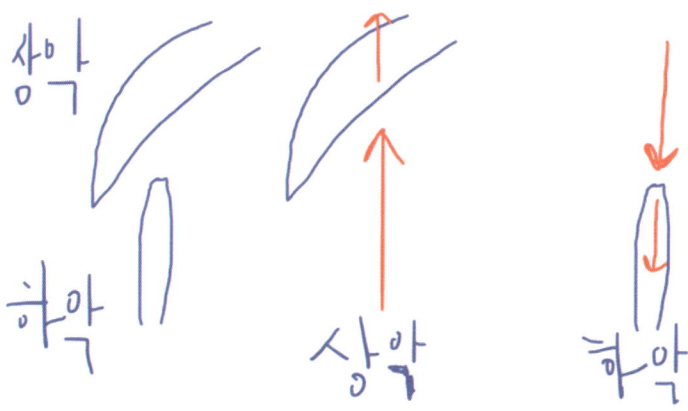

임플란트는 수직력에는 강하지만 옆으로 가해지는 힘에는 매우 취약합니다. 위턱 앞니의 경우 씹을 때 힘이 치아의 방향에 옆으로 비스듬히 가해지기 때문에 임플란트를 많이 심어서 단단하게 지탱해 줘야 합니다.

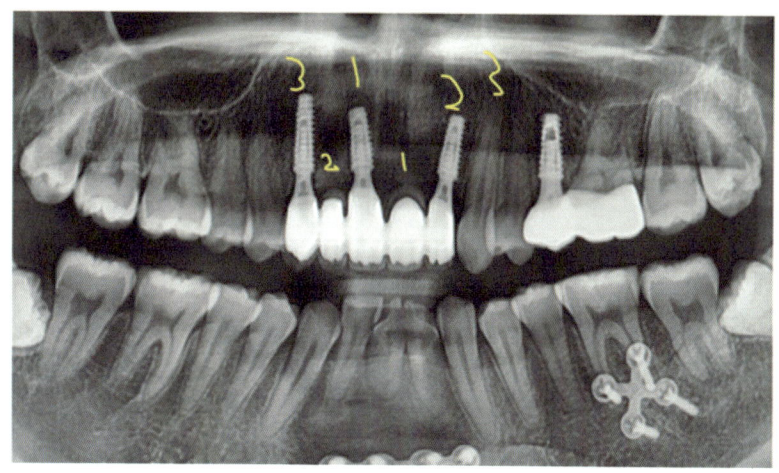

윗턱 앞니 5개가 없어서 임플란트 3개 식립

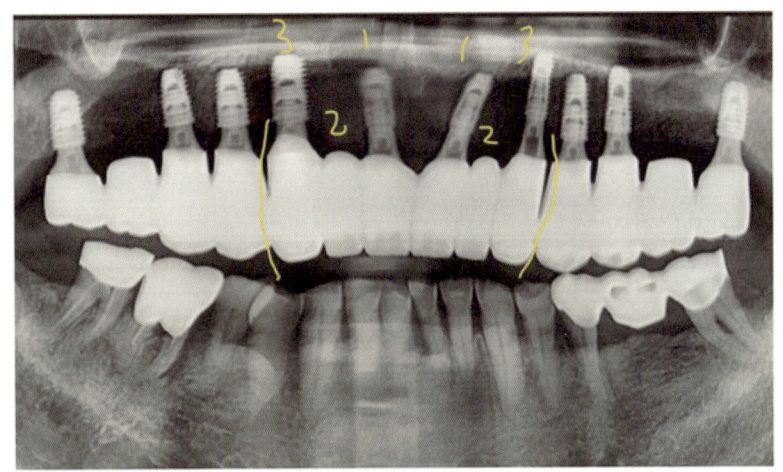

윗턱앞니 6개없어서 임플란트 4개 식립

아래턱 앞니의 경우에는 힘이 치아 방향과 수평하게 가해지기 때문에 임플란트가 적게 있어도 잘 버팁니다. 아래턱 앞니의 잇몸뼈가 매우 단단하기 때문이기도 합니다.

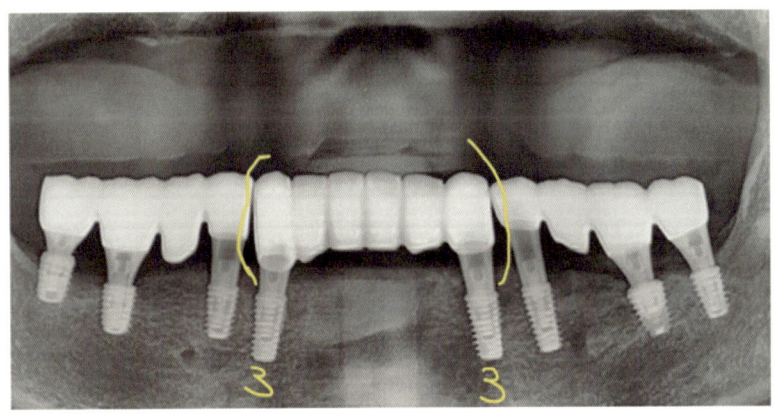

치아가 없을 때 적절한 임플란트의 개수는? - 전치부(앞니)

전악임플란트 환자분인데 아래턱 앞니의 경우에는 임플란트 2개만 심고 보철머리 6개를 올리는 것이 일반적입니다.

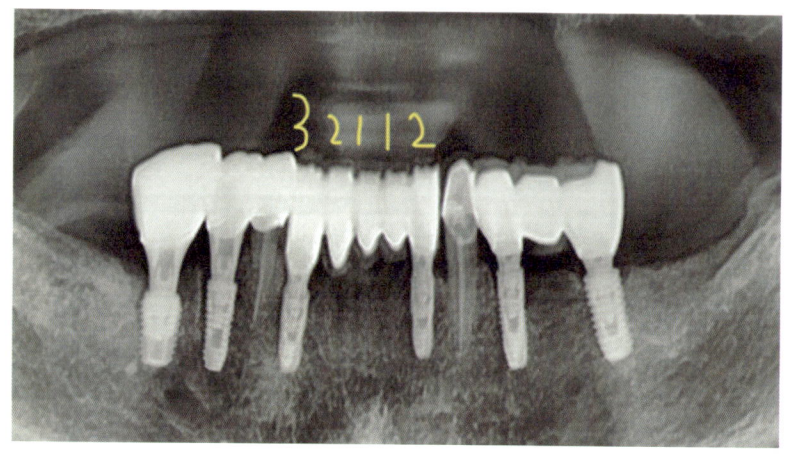

아래턱 앞니 5개가 없어서 양끝에 임플란트 2개를 심고 보철머리 5개를 올린 케이스입니다.

어금니임플란트 개수와 비교해 보면 앞니의 경우 필요한 임플란트 개수가 비교적 적은 것을 알 수 있습니다. 이는 앞니의 경우 어금니보다 씹는 힘을 덜 받기도 하고, 앞니 개수마다 임플란트를 다닥다닥 붙여 심으면 임플란트 사이 공간이 좁아져 잇몸이 내려갈 수 있기 때문입니다. (심미적으로 보기 안 좋지 않습니다)

치아가 1개도 없을 때 전체 임플란트를 몇 개 심어야 하나요?

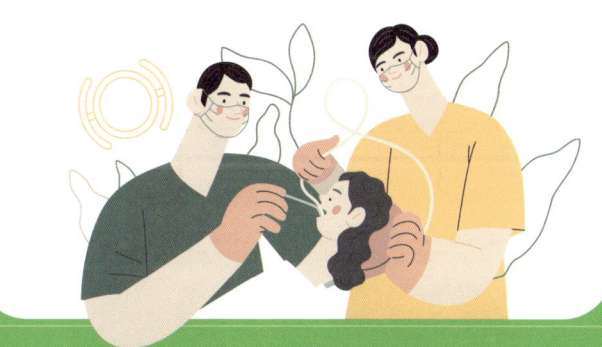

모든 치아, 잇몸이 망가져서 전체 임플란트를 해야 하는 환자분들은 몇 개의 임플란트가 필요할지에 대해 궁금해하십니다. 치아가 1개도 없을 때 임플란트 몇 개가 필요한지 알기 위해서는 우리의 원래 자연치아가 몇 개인지 알아야 합니다.

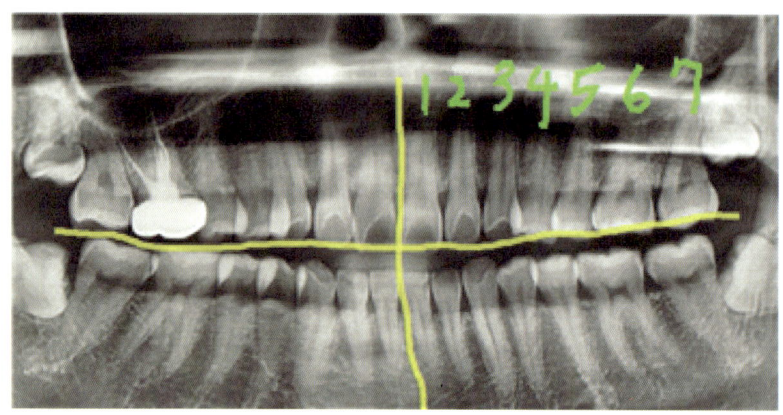

　입안을 위아래로 나누고, 또 왼쪽, 오른쪽으로 나눴을 때 한쪽에 7개(+

사랑니)의 치아가 있습니다. 치과 쪽에서는 이 7개의 치아에 각각 번호를 붙였는데 앞니에서부터 뒤 치아로 가면서 '1, 2, 3, 4…' 이렇게 부릅니다. 맨 앞쪽에 앞니는 1번, 맨 뒤에 큰 어금니는 7번인 것이죠. 이때 1~3번 치아를 앞니(3번은 송곳니), 4~7번을 어금니(4, 5번은 작은어금니, 6, 7번은 큰어금니)라고 부릅니다.

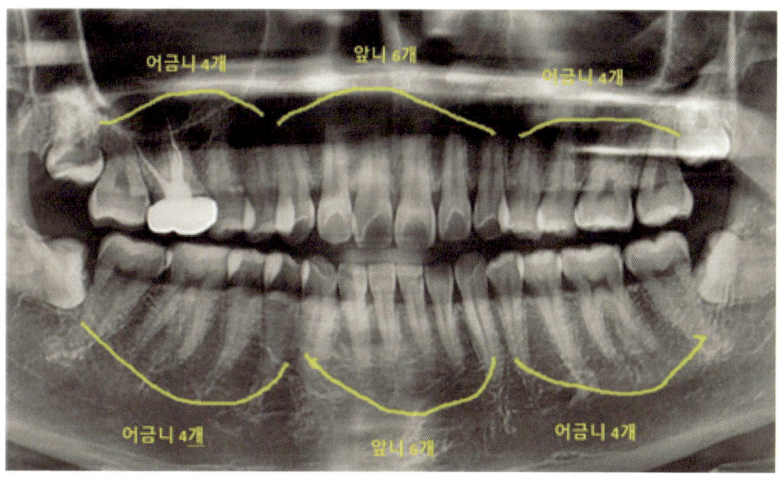

정리하면 위턱과 아래턱 모두 앞니는 6개, 양옆으로 4개씩의 어금니가 있습니다. 앞니, 어금니 부위마다 몇 개의 임플란트를 심는지 정하면 위턱, 아래턱 각각의 전체 임플란트 개수가 나올 것입니다. 이전에는 치아 1개마다 임플란트 1개씩 모두 심던 시절이 있었는데 그러면 앞니에 임플란트 6개, 양쪽 어금니에 4개씩 심어서 위 14개, 아래 14개, 총 28개의 임플란트가 됩니다.

시간이 지나며 치아마다 모두 임플란트를 심을 필요가 없다는 것이 밝

혀져서(앞니는 치아마다 심으면 오히려 좋지 않습니다) 이제는 위 14개, 아래 14개의 임플란트를 심으면 미치광이 치과의사로 볼 것입니다.

앞니, 어금니가 없을 때 각각 필요한 임플란트의 개수는 앞에서 설명했기에 요약정리만 하면,

- 위턱 앞니 부위는 3~4개의 임플란트로 6개의 앞니 머리 만듦(뼈, 잇몸 상태 등에 따름)
- 아래턱 앞니부위는 2개의 임플란트로 6개의 앞니 머리 만듦(뼈, 잇몸 상태 등에 따름)
- 어금니 부위는 3~4개의 임플란트로 4개의 어금니 머리 만듦(뼈, 잇몸 상태 등에 따름)

실제 case들을 보겠습니다.

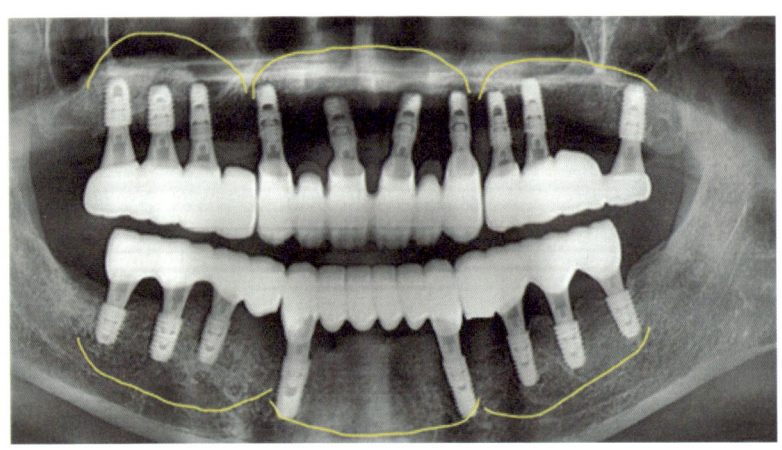

위턱: 앞니 부위 4개 + 양쪽 어금니 6개 =10개
아래턱: 앞니 부위 2개 + 양쪽 어금니 6개 = 8개

환자분의 잇몸, 뼈 등이 일반적일 경우 치과의사들이 가장 많이 쓰는 방식입니다. 위턱 앞니는 아래 앞니보다 뼈가 약하고 힘을 사선으로 받기 때문에 4개를 심어 주고 아래턱 앞니는 뼈가 단단해서 2개를 심습니다. 어금니는 3개의 임플란트로 4개의 치아머리를 만듭니다.

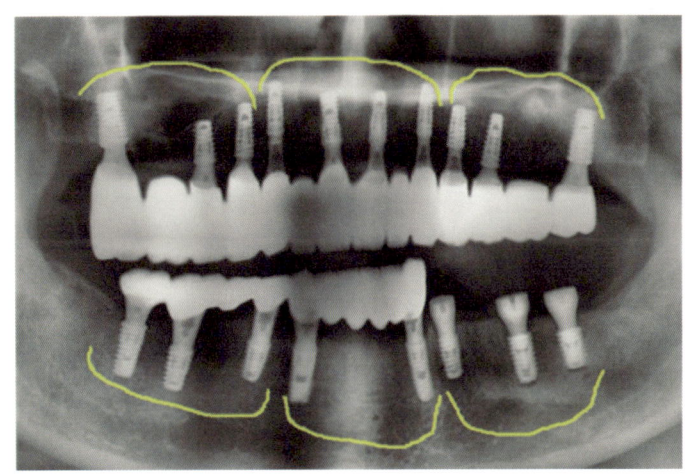

위턱: 앞니 부위 4개 + 양쪽 어금니 6개 =10개
아래턱: 앞니 부위 2개 + 양쪽 어금니 6개 = 8개

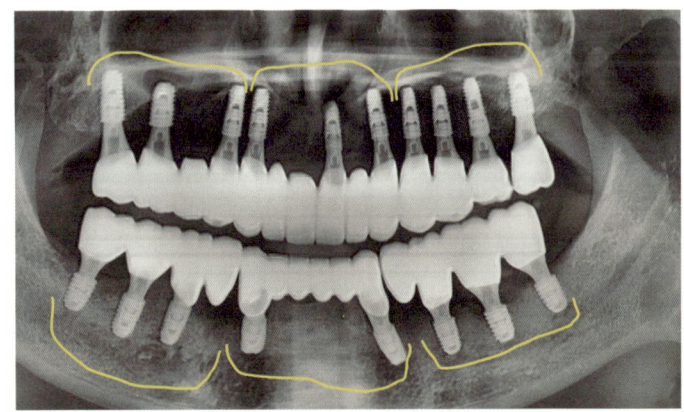

위턱: 앞니 부위 4개 + 양쪽 어금니 6개 =10개
아래턱: 앞니 부위 2개 + 양쪽 어금니 6개 = 8개

이 환자분은 위턱 앞니 부위 뼈가 단단하고 방향도 좋아서 3개만 심었습니다. 왼쪽 위 어금니 부위에는 이전에 타 치과에서 심어 둔 임플란트가 있어서 그대로 사용하다 보니 4개의 임플란트가 됐네요.

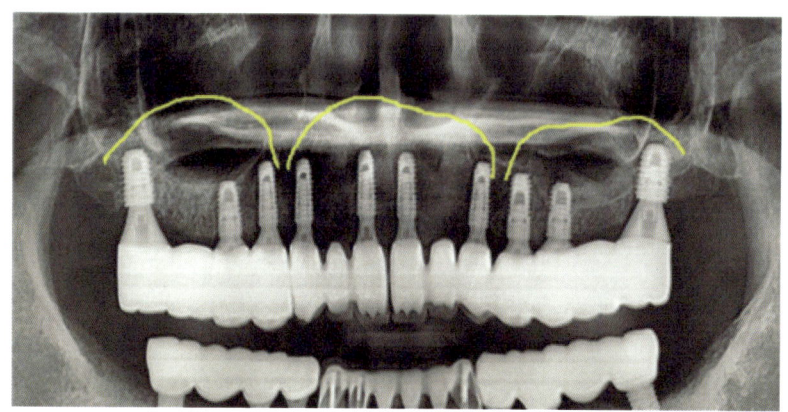

위턱: 앞니 부위 4개 + 양쪽 어금니 6개 = 10개

오스템미팅 경연대회에서 금상을 받았던 위턱 전체 임플란트 환자분 case 입니다.

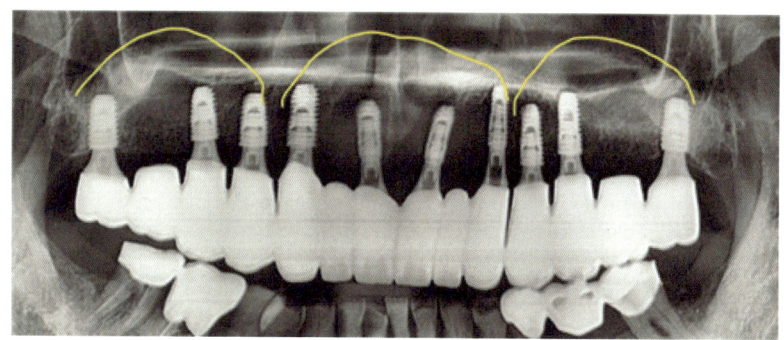

위턱: 앞니 부위 4개 + 양쪽 어금니 6개 =10개

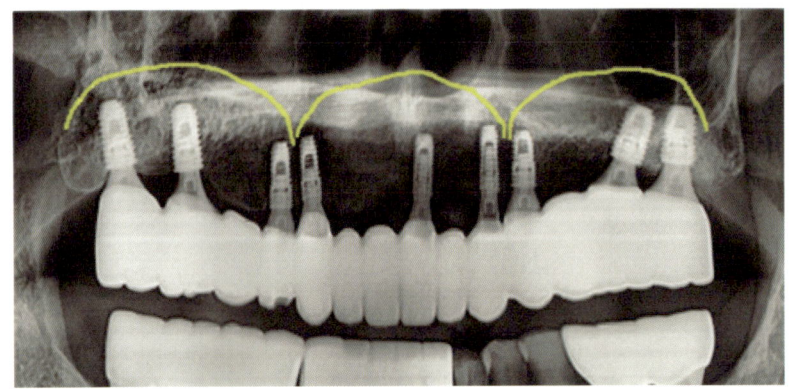

위턱: 앞니 부위 3개 + 양쪽 어금니 6개 = 9개

위턱 앞니 부위의 뼈가 단단하고 힘을 받는 방향이 괜찮으면 3개만 심기도 합니다.

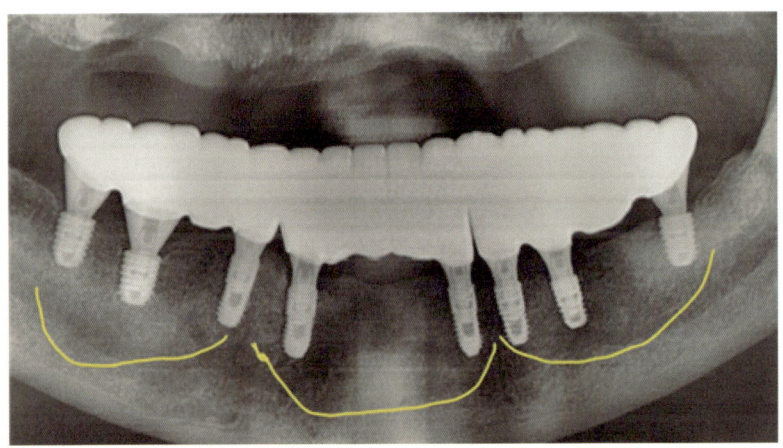

아래턱: 앞니 부위 2개 + 양쪽 어금니 6개 = 8개

아래턱은 뼈가 단단해서 웬만해선 8개에서 추가되지 않습니다.

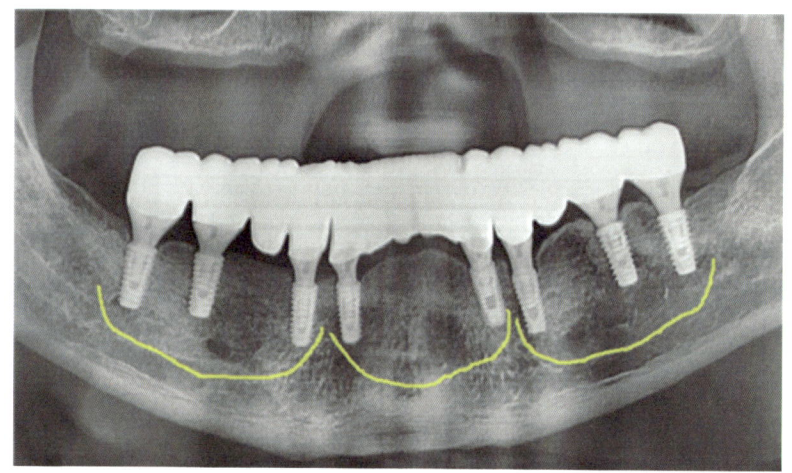

아래턱: 앞니 부위 2개 + 양쪽 어금니 6개 = 8개

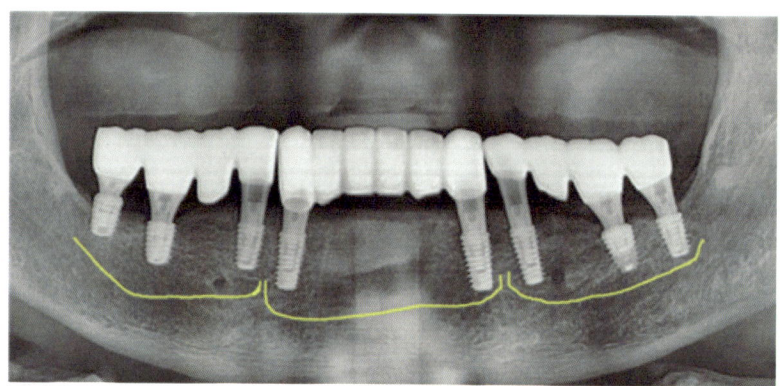

아래턱: 앞니 부위 2개 + 양쪽 어금니 6개 = 8개

    2번째 큰어금니(7번)을 생략하고 첫 번째 큰어금니(6번)까지만 치아를 회복하는 방법도 있습니다. 여자 환자분들 중 씹는 힘이 약하신 분들에게 많이 하는 치료방식입니다.

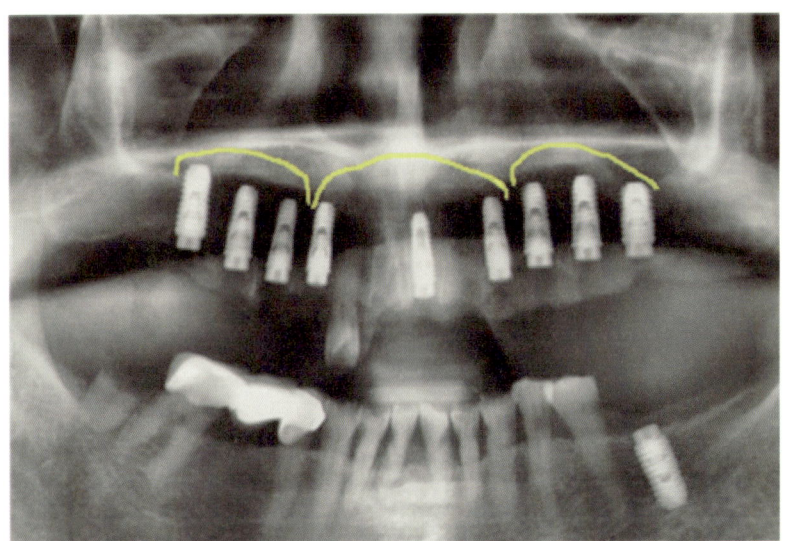

위턱: 앞니 부위 3개 + 양쪽 어금니 6개 = 9개

양쪽 어금니에 임플란트 3개씩 심고 각각 3개의 어금니 보철머리를 올립니다.

임플란트
사용설명서

ⓒ 현진호, 2025

초판 1쇄 발행 2025년 7월 29일

지은이	현진호
펴낸이	이기봉
편집	좋은땅 편집팀
펴낸곳	도서출판 좋은땅
주소	서울특별시 마포구 양화로12길 26 지월드빌딩 (서교동 395-7)
전화	02)374-8616~7
팩스	02)374-8614
이메일	gworldbook@naver.com
홈페이지	www.g-world.co.kr

ISBN 979-11-388-4548-9 (03510)

- 가격은 뒤표지에 있습니다.
- 이 책은 저작권법에 의하여 보호를 받는 저작물이므로 무단 전재와 복제를 금합니다.
- 파본은 구입하신 서점에서 교환해 드립니다.